DES

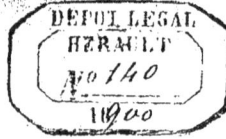

KYSTES DERMOÏDES
LATÉRAUX DU COU

PAR

Le Docteur H. GIGANTE

Ex-Interne des Hospices d'Aix-en-Provence

Imprimerie HAMELIN FRÈRES, Montpellier.

DES

KYSTES DERMOÏDES

LATÉRAUX DU COU

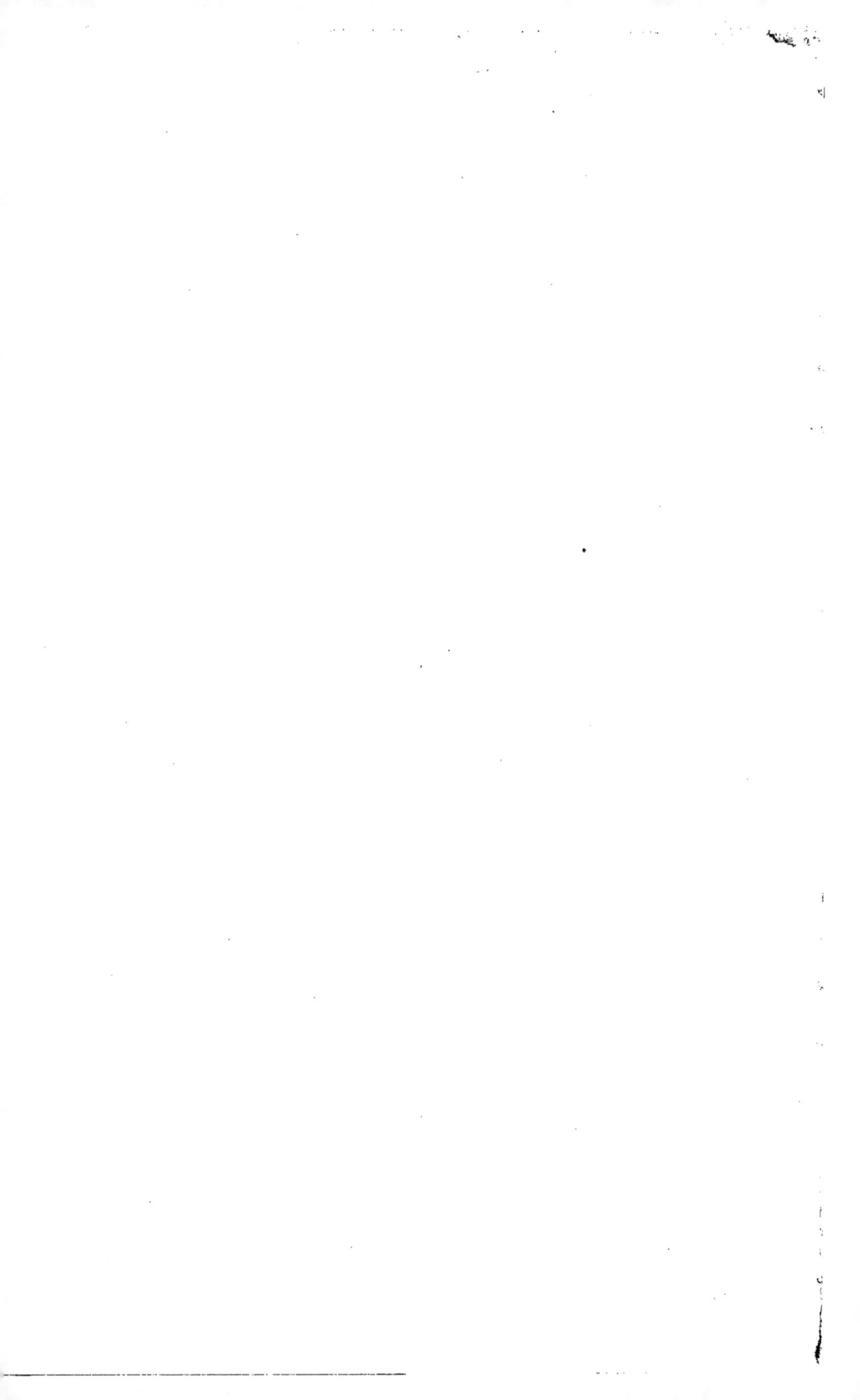

DES

KYSTES DERMOÏDES

LATÉRAUX DU COU

PAR

H. GIGANTE

DOCTEUR EN MÉDECINE

EX-INTERNE DES HOSPICES D'AIX-EN-PROVENCE

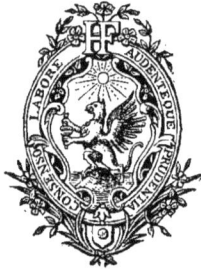

MONTPELLIER

IMPRIMERIE CENTRALE DU MIDI

HAMELIN FRÈRES

—

1900

A MA FAMILLE

A MES AMIS

H. GIGANTE.

A MON PRÉSIDENT DE THÈSE

MONSIEUR LE PROFESSEUR FORGUE

H. GIGANTE.

PRÉFACE

——

C'est pendant notre stage dans le service de M. le professeur Forgue que nous avons eu l'occasion d'observer e malade qui fait l'objet de notre travail.

Bien qu'à l'heure actuelle l'évolution des tumeurs kystiques congénitales du cou soit nettement établie, nous avons pensé que la nouvelle observation que nous apportons méritait quelques commentaires, ne fût-ce que pour rappeler les différentes théories que la question a soulevées.

Ces discussions n'ont plus, il est vrai, qu'un intérêt historique, mais elles ont, du moins, provoqué des recherches et des travaux nouveaux et préparé l'éclosion de la nouvelle théorie qui semble satisfaire tous les esprits.

Nous aurions vivement désiré donner à notre thèse l'ampleur qu'un tel sujet comporte et réunir en un seul faisceau toutes les observations parues ; malheureusement les journaux étrangers où elles se trouvent relatées nous ont souvent fait défaut et nous avons été forcé de nous borner aux observations françaises ; les autres ont été recueillies dans des thèses précédemment soutenues sur la même question des kystes dermoïdes latéraux du cou.

Nous commencerons notre étude par l'observation qui en fait l'objet et, après un court historique, nous exposerons aussi clairement que possible la théorie de Verneuil ou de l'enclavement : les chapitres suivants traiteront de l'anatomie pathologique, de la symptomatologie, du diagnostic et du pronostic ; nous terminerons par le traitement et les conclusions avec quelques observations choisies surtout dans les auteurs français.

Voilà quel sera notre modeste travail.

Sa seule prétention est de nous avoir procuré le plaisir de remplir un devoir bien doux à notre cœur en offrant à nos Maîtres de la Faculté de Montpellier l'hommage sincère de notre respectueuse reconnaissance.

Leur sollicitude à notre égard, leur accueil bienveillant, leur parole autorisée, ont été pour nous un encouragement de tous les instants.

Nous devons remercier particulièrement M. le professeur Forgue pour l'insigne honneur qu'il nous fait en présidant notre thèse.

Tous nos remerciments aussi à MM. les professeurs Livon, Magon, Fallot et Combalat qui ont guidé nos premiers pas dans la science de la médecine ; à M. le professeur Vires pour l'intérêt qu'il nous a toujours témoigné

Nous garderons le meilleur souvenir de notre séjour à l'hô pital d'Aix où, pendant nos trois années d'internat, MM. les docteurs Aude, Latil, Champsaur, Chabrier, Dargelos, Vadon, Casse, ont contribué si largement à notre éducation médicale. Nous les remercions tous pour la bonté affectueuse qu'ils n'ont cessé de nous prodiguer et les délicates prévenances qu'ils ont toujours eues pour nous.

Nous n'aurons garde d'oublier nos amis M. le docteur Jeanbrau, chef de clinique chirurgicale à la Faculté de Montpellier et l'inspirateur de notre thèse, et MM. les docteurs Acquaviva et Bartoli, chefs de clinique chirurgicale à l'Ecole de Marseille ; nous leur sommes très reconnaissant pour les conseils éclairés qu'il ne nous ont pas ménagés.

DES

KYSTES DERMOÏDES

LATÉRAUX DU COU

Observation communiquée par M. JEANBRAU, chef de clinique de M. le professeur FORGUE, à la Société Anatomique (juin 1900). *Clinique chirurgicale* de M. le professeur FORGUE.

Kyste dermoïde latéral du cou avec présence de tissu lymphoïde dans sa paroi. Extirpation et guérison.

Le jeune Th. (François¹, cultivateur, âgé de seize ans et demi, entre dans le service de M. le professeur Forgue le 15 décembre 1899 pour une tumeur de la région carotidienne gauche.

Trois mois avant, en septembre 1899, le malade s'est aperçu de la présence d'une petite tumeur qui soulevait la peau, un peu au-dessous de l'angle de la mâchoire inférieure du côté gauche. Cette tumeur avait, au moment où il s'en aperçut, le volume d'une noisette. Elle grossit peu à peu, sans douleur, ni gêne fonctionnelle, ni aucun phénomène inflammatoire. Le jeune homme se décide cependant à entrer à l'hôpital.

Examen à l'entrée. — Le jeune Th. est un adolescent bien constitué, vigoureux, en excellent état général, sans antécédents personnels ni héréditaires.

La partie supérieure de la région carotidienne gauche est soulevée par une tuméfaction du volume d'un œuf d'oie à grand axe parallèle au

muscle sterno-cléido-mastoïdien. Sa surface est régulière, non bosselée ; la peau est normale et mobile sur la tumeur. Sa consistance est
mollasse, pseudo-fluctuante. La tumeur n'est pas nettement mobile
sur les plans sous-jacents. Elle paraît fixée profondément. La palpation est indolore. La tumeur est irréductible et n'est pas douée
d'expansion. On ne perçoit pas de ganglions sous-maxillaires ni de ganglions dans les deux régions carotidiennes.

OPÉRATION le 20 décembre 1899. — Anesthésie à l'éther. — Incision
cutanée de 10 centimètres environ sur la partie la plus saillante de la
tumeur et parallèlement à la direction du sterno-cléido-mastoïdien.
La tumeur est facilement libérée à l'aide des ciseaux mousses dans
ses deux tiers externes, mais elle plonge profondément et adhère au
paquet vasculo-nerveux du cou. M. le professeur Forgue doit dénuder
la veine jugulaire interne sur une étendue d'environ trois centimètres
pour faire l'ablation de la tumeur. Celle-ci enlevée en totalité, non
ouverte, M. Forgue explore le creux opératoire, mais ne trouve pas
de ganglions augmentés de volume. Hémostase de plusieurs veinules.
Suture de la peau au crin de Florence sans drainage.

Pansement compressif.

Suites opératoires normales. Réunion *per primam* de la ligne de
suture.

Exeat guéri le 8 janvier 1900.

A. — Examen macroscopique de la tumeur et caractères du contenu.

C'est une poche kystique du volume d'une petite mandarine. La
surface externe est lisse, revêtue de tissu conjonctif lâche dans lequel
sont disséminés plusieurs ganglions aplatis.

A l'incision il s'écoule un liquide butyreux, blanchâtre, sans grumeaux qui, par le repos, se divise en une couche inférieure finement
granuleuse et une partie supérieure formée par un liquide légèrement
lactescent. La couche inférieure est formée uniquement par de volumineuses cellules épithéliales du type de Malpighi, réunies en amas ou
isolées, celles-ci souvent en dégénérescence vésiculeuse. Ce sont les
mêmes éléments qui donnent l'aspect lactescent à la couche supérieure.
La surface interne de la poche est lisse, brillante, rosée comme la
surface interne de la joue. Elle présente par endroits des brides in-

complètes, nacrées qui se dichotomisent en faisant une saillie peu prononcée.

L'ensemencement du liquide a été négatif.

B. — Examen histologique.

Après fixation par la liqueur de Flemming et inclusion dans la paraffine, on fait des coupes minces qui sont colorées par l'hématéine et l'éosine, la thionine phéniquée et l'éosine, le bleu polychrome, la safranine et le picro-indigo-carmin.

Lorsqu'on examine les coupes colorées à l'œil nu, et par transparence, on voit que la face interne du kyste présente des ondulations irrégulières et par endroits des saillies plus ou moins prononcées, isolées, ou se succédant les unes aux autres, et séparées par des dépressions plus ou moins profondes qui donnent un aspect plissé.

α A un faible grossissement, les saillies de la face interne apparaissent plus nettement, les unes à peine prononcées, les autres formant des digitations séparées par des dépressions arrondies ou sinueuses. Elles sont constituées par une couche de cellules dont l'épaisseur n'est pas égale partout et par un tissu conjonctif sous-jacent qui suit les ondulations du cordon cellulaire et pénètre dans les saillies que forme celui-ci, de façon à reproduire l'aspect des papilles dermiques.

Cette zone sous-épithéliale est formée tantôt, mais en minime partie, par des faisceaux épais et ondulés de tissu conjonctif, séparés par des espaces renfermant des cellules rondes, le plus souvent par des travées minces limitant de larges mailles infiltrées de cellules embryonnaires. Les cellules rondes augmentent de plus en plus de nombre, dilatent peu à peu tous les espaces conjonctifs, les travées fibreuses deviennent de plus en plus grêles, et on aboutit ainsi à la constitution d'un tissu réticulé ayant la structure typique du ganglion lymphatique. Ce tissu forme d'une part des noyaux et des masses cellulaires qui vont se mettre en contact direct avec la face profonde de la couche épithéliale et, d'autre part, pénètrent sous forme de larges nappes dans les parties profondes. Dans ces nappes, à côté des parties qui ont une structure complètement adénoïde, d'autres présentent encore des restes de faisceaux conjonctifs volumineux, sous forme de travées parallèles à la surface interne du kyste ou de petits nodules conjonctifs à pointes multiples auxquels s'attache le réticulum encore un peu épais. Dans la profondeur, les amas de cellules embryonnaires pénètrent les espaces interfasciculaires très étroits d'un tissu conjonctif adulte, formé de volumineux faisceaux ondulés presque dépourvus de noyaux, et renfermant des lobules de graisse disséminés et des vaisseaux à parois épaisses. Elles constituent des nodules de cellules embryonnaires, d'abord isolés, puis réunis par des pointes grêles et finissant par se fusionner.

L'examen d'un nombre considérable de préparations ne nous a pas permis de constater la présence de glandes, ni de poils, mais il existe un nombre considérable de vaisseaux venant affleurer presque sous la couche épidermique; les uns à paroi mince en continuité avec le réticulum, les autres à paroi plus ou moins épaisse, disséminés dans le tissu conjonctif.

β *A un fort grossissement :* I. *Couche épithéliale.* — Elle est continue à la surface de la poche, mais son épaisseur est très variable.

Dans sa plus grande étendue, elle est formée par 4 à 8 rangées de cellules. Celles qui reposent sur le tissu conjonctif et qui sont disposées en palissade, ont un protoplasma homogène et un noyau fortement coloré. Celles qui constituent la partie moyenne sont des cellules volumineuses, ordinairement polygonales, à gros noyau, dont le protoplasma renferme une ou plusieurs vacuoles, et qui sont réunies les unes aux autres par des filaments de passage. Elles ont tous les caractères des cellules malpighiennes. A mesure qu'on va vers la surface, ces cellules augmentent de volume, deviennent rondes ou ovalaires ; les vacuoles entourent le noyau, et parfois une énorme vacuole distend toute la cellule, isolant un noyau hydropique mal coloré, pourvu d'un nucléole. Enfin, viennent une à trois rangées de cellules aplaties, allongées dans le sens de la surface, à noyau aminci: ce sont des cellules kératinisées qui aboutissent à la formation d'une lame cornée qui se desquame dans la cavité.

En d'autres points, la vacuolisation des cellules est encore plus prononcée. Presque tous les éléments cellulaires deviennent extrêmement volumineux et réfringents.

Leurs bords, distendus et arrondis, ne présentent plus de filaments d'union et ils renferment un noyau très petit et mal coloré. Vers la surface, les cellules subissent une telle distension qu'elles ressemblent à des lacunes distendues par un liquide, elles repoussent la couche cornée. la rompent, font saillie dans la cavité kystique et s'y desquament partiellement.

Les parties les plus minces du revêtement épithélial sont situées, le plus souvent, au niveau des saillies les plus prononcées et surtout dans le fond des dépressions qui les séparent. En ces points, on peut ne compter que 4 ou même 3 rangées de cellules : à la surface, une couche de kératine clivée et rompue par places, laissant saillir de grosses cellules hydropiques ; puis, des cellules malpighiennes de grand volume et vacuolisées ou aplaties ; et enfin, une dernière couche de cellules basales cubiformes ou plus ou moins aplaties. Cette structure est surtout prononcée dans les points où l'épithélium repose directement sur des amas lymphoïdes bien constitués ; et, dans ce cas, la zone épithéliale est infiltrée d'éléments arrondis ou allongés de petit volume, à noyau volumineux très fortement coloré, entouré d'une mince zone protoplasmique (lymphocytes).

Un examen attentif ne nous a pas permis de rencontrer de figures de karyokynèse au niveau des cellules épithéliales de la couche génératrice.

II. *Couche sous-épithéliale et lymphoïde.* — Nous avons vu, à un faible grossissement, qu'au-dessous de l'épithélium existait une zone d'épaisseur très variable, formée par un tissu conjonctif fasciculé ou fibrillaire, infiltré plus ou moins de cellules rondes, aboutissant progressivement à la formation de nodules et de nappes qui ont l'apparence d'un tissu lymphoïde et qui viennent au contact de l'épithélium constituant les papilles qui le soulèvent, ou formant de vastes placards dans la profondeur.

A travers ces placards, et parallèlement à la surface du kyste, courent de place en place des faisceaux ondulés de tissu conjonctif adulte, mais peu épais et dont les espaces sont déjà fortement dilatés se résolvant dans les masses embryonnaires en une trame finement fibrillaire.

Dans ces derniers points où il existe encore des faisceaux ondulés ceux-ci sont formés par un tissu conjonctif adulte, ondulé, mais dont les faisceaux formés de fibres relâchées sont dissociés par des espaces interfasciculaires plus ou moins volumineux. Ces espaces sont bordés de cellules endothéliales hyperthrophiées, saillantes, à bords aigus, à protoplasma clair et à gros noyau vivement coloré. Ils renferment des cellules rondes, de petite taille, constituées par un énorme noyau riche en chromatine, entouré d'une mince bande de protoplasma difficilement colorable, et de cellules de plus grand volume, irrégulières, à noyau excentrique, à protoplasma fortement coloré par l'hématéine et revêtant le type de plasmazellen. Les mastzellen sont assez peu abondantes ; on en rencontre cependant quelques-unes dans les espaces et dans les 'petits interstices des faisceaux (thionine , bleu polychrome).

A mesure que l'on s'approche des points d'aspect lymphoïde, les faisceaux conjonctifs deviennent de moins en moins épais, par dilatation de leurs espaces interfasciculaires. Dans la partie sous-épithéliale, le tissu conjonctif est formé de fibrilles parallèles à la surface du kyste, limitant des espaces de volume variables, recouverts de cellules endothéliales surtout bien visibles pour les moins dilatés et renfermant une ou plusieurs rangées de petites cellules rondes à gros noyau. On assiste ainsi à l'infiltration de poche en poche des espaces interfasciculaires et à leur dilatation progressive par les cellules rondes.

Ces mailles lâches viennent en contact avec la couche profondes de l'épithélium. Elles renferment des vaisseaux dont la paroi est encore épaisse, mais s'effile en pointes qui se continuent avec les fibrilles de la trame.

On arrive ainsi à une infiltration cellulaire dans un tissu réticulé à mailles lâches en relation avec les vaisseaux.

La trame conjonctive devient de plus en plus grêle. Elle est formée de travées de plus en plus ténues, réunies encore par de petits placards conjonctifs épais, restes de tissu fasci culé formant les points nodaux de plusieurs travées. Ces fines fibrilles présentent sur leur parcours des cellules fixes volumineuses et des cellules endothéliales de moins en moins faciles à distinguer ; et leurs mailles sont distendues par des cellules rondes. Certaines de ces mailles sont particulièrement distendues par ces cellules et forment des amas dans lesquels le tissu conjonctif est devenu excessivement grêle, constituant un réticulum d'une grande délicatesse.

On aboutit ainsi à la formation de nodules ou de nappes constituées par des amas de cellules rondes, parcourues par un très fin réticulum, bien mis en lumière par certaines colorations et à un grossissement suffisant. Toutes les cellules sont rondes, ont un noyau volumineux, très riches en chromatine, entouré d'une mince bande de protoplasma. Ce sont là les caractères des *lymphocites*. Ces nodules doivent donc être considérés comme formés par un véritable *tissu adénoïde*.

Ces amas lymphoïdes viennent, en de nombreux points, en contact direct avec l'épithélium, mais nous avons toujours constaté une délimitation précise entre les cellules en palissade et les lymphocytes, formée par une ou plusieurs fibrilles conjonctives, fortement colorée par l'indigo-carmin ou l'éosine, et sur laquelle repose la couche basale de l'épithélium. Nous avons déjà noté toutefois que la partie de l'épithélium en contact avec les nodules lymphoïdes est infiltrée d'un nombre parfois considérable de petites cellules rondes à gros noyaux. Nous n'avons pas vu de globules blancs polynucléés en pénétration dans l'épithélium.

Dans les nappes lymphoïdes plus vastes qui vont dans la profondeur on trouve tous les stades de transformation que nous venons de décrire; mais par places on constate des nodules arrondis, plus clairs que le reste du tissu lymphoïde et formés de cellules plus volumineuses, polygonales, claires, à grand noyau et renfermant quelques figures de karyokinèse, rares à la vérité. Il s'agit là de véritables centres germinatifs identiques à ceux que l'on trouve au centre des follicules des ganglions lymphatiques.

La dernière partie de la paroi du kyste est formée par un tissu conjonctif scléreux, dense, constitué par de gros faisceaux ondulés, formant des tourbillons renfermant un petit nombre de noyaux et séparés par des espaces très réduits s'effilant rapidement. Ces espaces sont revêtus de cellules endothéliales aplaties. Dans ces espaces et dans les interstices plus petits, on trouve des mastzellen en nombre assez considérable et quelques cellules embryonnaires. On y trouve également des vaisseaux volumineux, à paroi externe très épaisse et dont les cellules endothéliales sont volumineuses.

A la limite du tissu adénoïde et de ces faisceaux conjonctifs, dans la profondeur, on assiste à la pénétration de ces derniers et à la formation des masses lymphoïdes.

Les amas lymphoïdes à structure réticulée, à point de départ vasculaire, envoient des colonies de cellules lymphoïdes qui dissocient deux blocs conjonctifs. Ces amas s'amincissent, s'insinuent dans des espaces conjonctifs plus étroits, bordés de cellules endothéliales gonflées, et disparaissent dans les espaces volumineux, mais déjà dilatés, bordés de leur épithélium et renfermant quelques cellules rondes et des mast-zellen en nombre considérable. Ceux-ci aboutissent à des carrefours — en particulier au voisinage des vaisseaux — où l'on constate une nouvelle accumulation de lymphocytes.

Les faisceaux conjonctifs sont ainsi divisés en blocs volumineux que des fentes très petites, à peine visibles en certains points, segmentent à nouveau. Par la dilatation progressive de ces espaces et la prolifération des lymphocytes on aboutit peu à peu à la transformation réticulaire et à la constitution d'un tissu adénoïde.

Sur un point de la préparation, les formations adénoïdes ont envahi la paroi conjonctive jusque dans la profondeur. Il est probable qu'elles étaient en rapport direct avec les masses ganglionnaires bien formées qui étaient comprises dans l'épaisseur de la couche celluleuse entourant la poche.

Ces ganglions, examinés à part, ont la structure typique du ganglion lymphatique.

En somme, il s'agit d'un kyste à revêtement épithélial, à type épidermique avec formation papillaires assez nettement accusées, et dont la paroi est constituée par une couche de tissu lymphoïde infiltrant un tissu conjonctif fasciculé et aboutissant à la formation de véritables follicules lymphoïdes et peut-être même de ganglions lymphatiques isolés.

CHAPITRE I

HISTORIQUE

Depuis Celse qui, parlant de la « Bronchocèle des Grecs », semble avoir connu les kystes congénitaux du cou, il faut arriver presque jusqu'à nos jours pour suivre dans la littérature chirurgicale l'histoire des tumeurs kystiques du cou.

Pourquoi ce long silence de plusieurs siècles? De la période arabe, de tout le moyen âge, de la Renaissance, malgré de si perspicaces observateurs, rien ne peut nous dire si seulement ces tumeurs ont été observées.

Une des causes de ce silence se trouve, sans doute, comme le dit M. le docteur Boucher, dans la rareté de l'affection et dans la tendance qu'on a eu pendant bien longtemps à regarder comme des monstruosités bon nombre d'affections congénitales.

Une autre cause aussi paraît être la confusion qu'on faisait de toutes les tumeurs de la région antérieure et latérale du cou, avec des tumeurs de la glande thyroïde.

Boyer, en 1820, Maunoir (de Genève), en 1825, et Redenbacher, en 1828, établissent une séparation bien nette entre ces diverses tumeurs. Redenbacher, cependant, confond souvent les kystes congénitaux avec la grenouillette.

En Allemagne, Walker et Ebermayer observent quelques cas de kystes du cou, et Draste, en 1839, faisait également, dans les *Annales hanovriennes*, un article assez étendu sur ce sujet. Mais ce n'est qu'à la suite de recherches sur la

2

pathogénie des fistules congénitales du cou, que Heusinger établit les relations des kystes du cou avec les fentes branchiales de l'embryon ; néanmoins, il importe de faire remarquer, disent Lannelongue et Achard, que les kystes congénitaux du cou ne sont pas tous formés aux dépens des fentes branchiales, et, de plus, que tous les kystes branchiaux ne sont pas dermoïdes.

Fleury et Marchessaux pensaient que le point de départ des kystes du cou pouvait se trouver dans le tissu cellulaire de la région.

Dans cette même année, 1839, César Hawkins avait fait paraître, en Angleterre, un mémoire sur les kystes du cou et leur traitement, en insistant surtout sur la difficulté du diagnostic et proscrivant absolument les opérations sanglantes, si dangereuses chez le nouveau-né.

En 1843, Wernher, dans un mémoire très étendu et bien documenté, admet le premier la division des kystes du cou en kystes simples et kystes composés.

Aucune étude spéciale n'avait jusqu'alors paru en France sur les kystes congénitaux du cou. « C'est à M. Lorrain que revient l'honneur d'avoir publié chez nous la première observation de cette affection, recueillie par lui dans le service de M. le professeur Nélaton (1853). »

Avant lui, Cloquet, Richard, Lebert, Nélaton avaient affirmé que les kystes du cou étaient formés aux dépens des ganglions lymphatiques; Luschka et Arnold rattachaient le développement des kystes congénitaux au ganglion inter-carotidien.

Coste, Lawrence, Koch invoquent l'origine vasculaire ; Langenbeck soutient que la gaine des vaisseaux constitue la paroi des kystes du cou.

Il est évident que ces opinions, soutenues par des hommes d'une telle valeur, peuvent reposer sur certains faits observés par eux, mais elles sont incapables de résister aux objections qu'on peut leur faire comme la congénitalité, l'analogie de structure et le siège constant des kystes dermoïdes (G. Pilon).

La théorie de la diplogénèse par inclusion, brillamment exposée par Geoffroy Saint-Hilaire et celle de l'hétérolopie plastique soutenue par Lebert, ont régné quelque temps, grâce à leurs éminents défenseurs.

L'inclusion fœtale, dit Geoffroy Saint-Hilaire, est une monstruosité caractérisée par la greffe d'un individu très petit, très imparfait et parasite sur un individu plus grand, bien conformé dans la plupart de ses organes et autosite.

Verneuil lui-même qui, avec Broca, a le plus contribué à battre en brèche la théorie de l'inclusion, ne se refuse pas à l'admettre pour expliquer certaines tumeurs kystiques, mais non dermoïdes (Gegy Mackein, thèse de Paris.)

La loi de Lebert n'est pas admise de nos jours. « Beaucoup de tissus simples ou composés, ou des organes plus complexes même, peuvent se former de toutes pièces dans des endroits du corps où à l'état normal on ne les rencontre point. » Telle est la loi de l'hétérotopie plastique.

La loi pèche par la base, car elle oublie de nous dire quelle est la cause qui préside au développement des kystes dermoïdes. C'est à cette découverte que tendent les études de Verneuil, (1852) de Broca, en France, de Virchow, Remak, Roser, Heusinger, Max Schede, en Allemagne. De leurs patientes recherches est née la théorie branchiale ou de l'enclavement.

N'oublions pas cependant que c'est à Verneuil que revient tout l'honneur de la découverte. Les Allemands l'attribuent à Remak et désignent ce mode pathogénique sous le nom d'invagination de Remak (*die Remak'schen Einstül pung*).

Les Allemands n'ont oublié qu'une chose : c'est qu'invagination et enclavement ont une signification bien distincte, si l'on s'en tient à la définition qu'a donnée de sa théorie Remak lui-même.

C'est en 1852, à une séance de la Société anatomique, que, répondant à Lebert, Verneuil avait émis l'opinion que les kystes dermoïdes des sourcils, de l'orbite et de son pourtour se développent aux dépens du revêtement cutané qui tapisse chez l'embryon la fente fronto-maxillaire.

C'est la théorie de Verneuil que nous allons étudier en nous inspirant des travaux de MM. Lannelongue et Achard, qui ont contribué pour une si large part à l'étude des kystes congénitaux.

CHAPITRE II

ETIOLOGIE. — PATHOGÉNIE

L'étiologie des lésions congénitales est un point assez obscur, et pour les kystes dermoïdes du cou, si on en connaît la pathogénie, on ne saurait dire sous quelle influence ils se sont produits.

L'hérédité, croyons-nous, ne peut pas être invoquée ici ; Max Schede cependant a noté l'existence d'un kyste dermoïde chez un garçon dont la sœur portait une fistule branchiale.

Quelques malades rapportent ces tumeurs à des contusions antérieures.

La pathogénie nous apprendra que c'est là une erreur dont le praticien doit se méfier, s'il veut éviter un faux diagnostic.

Les kystes dermoïdes du cou semblent se développer indifféremment dans l'un ou l'autre sexe. Wernher et Gilles prétendent que les kystes de la région antérieure sont plus fréquents chez les garçons et du côté gauche.

L'âge n'a aucune influence sur le volume de la tumeur, puisqu'il y en a qui sont perceptibles à la naissance et d'autres qui restent très longtemps latentes, ainsi que nous le verrons dans le cours de ce travail.

L'embryologie étant la clef de la pathogénie de toutes les affections congénitales, nous devons d'abord faire succinctement l'histoire du développement de la région qui nous intéresse.

L'embryologie, en effet, nous apprend que, si on examine un embryon humain d'un peu plus de quatre semaines, on voit de chaque côté du cou quatre bourrelets qui s'avancent de la face dorsale vers la face ventrale. Ces bourrelets s'appellent arcs branchiaux et entre eux se voient les rainures ou fentes branchiales.

La première fente branchiale correspond à l'orbite. Elle sépare les bourgeons maxillaire et frontal.

La deuxième fente branchiale est au-dessous du bourgeon maxillaire, c'est-à-dire au-dessous de la mâchoire inférieure.

La troisième est au-dessous de l'os hyoïde.

La quatrième fente enfin répond à peu près au niveau de la membrane crico-thyroïdienne.

Le cou se forme aux dépens des deuxième, troisième et quatrième arcs viscéraux (L. Vialleton, *in* Testut, *Traité d'anatomie*).

Le développement et les dimensions de ces arcs sont de plus en plus réduits en allant d'avant en arrière, de telle sorte que l'arc hyoïdien déborde beaucoup les deux arcs suivants qui paraissent à cause de cela enfoncés dans une dépression située entre l'arc hyoïdien d'une part, la paroi du cou d'autre part et à laquelle on donne le nom de *sinus præcervicalis* (His.).

De l'arc hyoïdien part bientôt un petit prolongement, le *processus operculaire*, qui passant au devant du sinus præcervical finit par se souder à la paroi du corps, fermant ainsi le sinus et le transformant en une cavité close de toutes parts. La persistance de l'opercule après la naissance forme la fistule branchiale.

Les tumeurs appelées kystes branchiaux sont ainsi en relation avec les fentes branchiales (L. Vialleton).

Arcs branchiaux et rainures branchiales sont revêtus d'une couche épithéliale pavimenteuse à l'extérieur, prismatique ciliée sur la face interne. Au moment de la soudure des arcs et de la disparition des rainures cet épithélium doit nécessairement disparaître. C'est la condition essentielle de l'occlusion. Que pour une raison inconnue, l'épithélium ne se résorbe pas,

l'occlusion de la fente se fera incomplètement et il en résul-
tera un trajet anormal doublé d'une membrane épidermoïdale
ou muqueuse.

Que, d'autre part, la fusion, au lieu de se faire jusqu'au fond
de la scissure ne se fasse que sur ses bords il se formera une
petite poche dont les deux parois avec leur tunique épithéliale
resteront indépendantes (Boucher, Th. de Paris).

Les kystes dermoïdes dériveraient donc du tégument externe de l'embryon. Pendant le développement, une portion
de ce tégument cutané aurait subi un retard, un arrêt, se
serait *enclavée* au milieu de tissus sains en pleine évolution
pour former ultérieurement une poche kystique.

Les belles expériences de Masse (de Bordeaux), Congrès
de chirurgie (1885), de Gross (de Nancy) et de Larger, démon-
trèrent l'enclavement possible dans le péritoine, la greffe
sous-cutanée, l'enclavement d'éléments épithéliaux après un
traumatisme. Ce sont là, dira-t-on, des tumeurs expérimen-
tales, et nous sommes loin des kystes dermoïdes qui sont congénitaux. Sans doute, répondrons-nous, mais l'interpré-
tation saine et scientifique des faits suffit pour jeter une
vive lumière sur la relation qui existe entre ces diverses
sortes de tumeurs.

De la façon dont se fait l'enclavement, à la suite d'une
obturation vicieuse peuvent résulter trois variétés de kystes
(Cusset, Th. de Paris):

1° L'inclusion se fait aux dépens du tégument externe. Ce
sera un kyste dermoïde avec son contenu habituel de poils,
cellules épidermiques, etc.

2° L'inclusion se fait aux dépens du tégument interne.
Nous aurons un kyste muqueux. On trouve aussi des kystes
mixtes (Obs. XXII).

La troisième variété comprend les kystes canaliculés de
Larrey où les deux marges interne et externe de la fente se

sont soudées, laissant le milieu recouvert d'un épithélium non
résorbé sur toute la longueur.

Voilà donc le petit sac enclavé au milieu des tissus environnants et tapissé intérieurement du tégument externe tout
entier, c'est-à-dire le derme, l'épiderme et leurs dérivés.

Par le développement des parties voisines, la poche s'é-
loigne de plus en plus de la surface, le conduit épithélial qui
la rattache à l'ectoderme s'allonge progressivement jusqu'au
moment où ce canal ne formant plus qu'un mince pédoncule
se rompra, laissant désormais vivre indépendante la colonie
épithéliale.

On a comparé et d'une façon très heureuse cette aggloméra-
ration de cellules épidermiques aux blocs erratiques des géo-
logues, qui, transplantés en des terrains de nature différente,
donnent cependant parfois naissance à une flore semblable à
celle de leurs roches originelles.

C'est dans un vice de développement embryonnaire qu'il nous
faut donc chercher l'explication des kystes dermoïdes du cou.

Reste la question de la phase de *stagnation*.

Si tel kyste remarqué dès la naissance reste stationnaire,
pourquoi tel autre inaperçu pendant de longues années se
met-il à évoluer tout d'un coup sans qu'aucune cause, ni
pathologique, ni traumatique, puisse expliquer cet accroissement soudain ? (Obs. I)

La puberté a sur ce développement une influence réelle
et souvent signalée.

On a fait remarquer que les phénomènes d'exhalation et
de désassimilation tendent avec les progrès de l'âge à devenir
prédominants sur ceux de l'absorption aussi bien pour le
tégument du kyste que pour le tégument externe tout entier
et on a pensé pouvoir expliquer par cette prédominance
croissante l'augmentation du volume du kyste. Le développement des poils au moment de la puberté agirait également
dans le même sens.

CHAPITRE III

ANATOMIE PATHOLOGIQUE

Les kystes dermoïdes latéraux du cou sont formés par une poche à parois membraneuses, de forme et de grandeur variables, renfermant des matières diverses et pouvant subir certaines modifications.

Ces kystes sont, la plupart du temps, uniloculaires; mais nous verrons plus loin qu'à la suite d'un processus inflammatoire ou bien même au cours de l'évolution des bourgeons épithéliaux de la membrane interne, il peut se produire des travées qui finissent par diviser la tumeur en plusieurs loges. On cite nombre de cas de ce genre.

Pour M. Virlet, les kystes multiloculaires sont profonds et se rapprochent de la partie postérieure du cou, c'est même là pour lui un point important pour distinguer les deux sortes de kystes.

Le volume des kystes du cou peut varier des dimensions d'un pois ou d'une lentille à celles d'un œuf (Obs. I), d'une orange ou du poing.

Ces kystes peuvent être superficiels ou profonds; les superficiels siègent directement sous la peau; les kystes profonds, au contraire, sont immédiatement en rapport avec la gaine des gros vaisseaux, la grande corne de l'os hyoïde (Obs. VII), le bord inférieur du maxillaire inférieur, l'apophyse styloïde. Dans le cas de M. le professeur Forgue, le kyste adhérait à la veine jugulaire interne sur une étendue de plus de 3 centimètres.

Ces adhérences (Lucke, Langenbeck) peuvent rendre parfois l'extirpation très pénible et très difficile. D'après Wolkmann et Max Schede, ces adhérences sont peut-être secon-
daires; elles sont, en effet, inconstantes et ne s'observent
guère que lorsque le kyste a été enflammé par une cause
quelconque. Il peut arriver qu'un kyste dermoïde envoie des
prolongements jusque sur la colonne vertébrale.

La forme des tumeurs dermoïdes est variable; les unes sont
allongées transversalement, ou d'avant en arrière, les autres
arrondies ou étranglées (Obs. XIV); souvent elles se modèlent
d'après la configuration et la résistance des organes adjacents.

Les kystes dermoïdes du cou ont leur siège de prédilection
à gauche.

Ces considérations générales établies, nous allons étudier:

1° La membrane d'enveloppe ;

2° Le contenu du kyste.

1° *Membrane d'enveloppe.* — L'aspect externe de la membrane d'enveloppe peut être très variable. Cela se comprend
aisément, cette membrane pouvant être formée d'une ou de
plusieurs couches superposées.

Robin, Neumann, Baumgarten ont trouvé qu'il y avait souvent association de la paroi dermoïde et de la paroi mucoïde ;
on a aussi trouvé du tissu lymphoïde autour de la paroi dermoïde.

Lucke, J. Bœckel, Schede, Albarran ont conclu à la participation des ganglions lymphatiques. Pilliet fait remarquer
que vu l'importance du tissu lymphatique autour du pharynx,
dans la zone branchiale, par conséquent, cette participation
n'est nullement nécessaire. Peut-être donc les kystes ganglionnaires du cou, sur lesquels on a beaucoup discuté autrefois, sont-ils une variété de kystes branchiaux (Broca,
Darier).

La présence de tissu réticulé dans la paroi des kystes dermoïdes a déjà été signalée un certain nombre de fois.

A ne considérer que les kystes dermoïdes latéraux du cou, on peut dire que la présence de tissu lymphoïde dans leur paroi est extrêmement rare, si du moins on s'en rapporte aux observations qui ont été publiées (Auché et Chavannaz).

C'est la rareté du fait qui fait l'intérêt du cas de M. le professeur Forgue; l'intérêt de ce kyste réside, en effet, dans l'existence d'une couche lymphoïde, et dans son mémoire communiqué à la Société anatomique, M. le docteur Jeanbrau en discute la signification, d'après l'examen de M. le professeur Bosc.

Nous avons vu comment Max Schede et Pilliet expliquaient la présence du tissu lymphoïde. M. Renaut, dans son *Traité d'histologie*, propose une troisième explication : le tissu fibreux, sous des influences diverses, peut se transformer en tissu réticulé.

Le derme de la peau et celui des muqueuses peuvent subir cette métamorphose, cette évolution.

Le derme d'un kyste dermoïde n'est-il pas, lui aussi, susceptible de faire de même? On peut encore se demander si le tissu lymphoïde ne provient pas d'invagination du revêtement épithélial du kyste, car il est des organes à structure lymphoïde qui offrent primitivement une structure épithéliale.

La constatation de tissus lymphoïdes dans la paroi des kystes dermoïdes semble devoir permettre d'envisager sous un jour particulier la question des kystes ganglionnaires. On conçoit, en effet, combien à un examen rapide, il est facile de croire à un ganglion avec cavité kystique centrale. L'erreur serait pour ainsi dire inévitable, si la coupe portait un peu obliquement sur la paroi, laissant, en dedans, sans l'atteindre, la couche épithéliale. La desquamation, la chute des cellules épithéliales, si fréquentes dans les kystes dermoïdes, prêterait aux mêmes considérations (Auché et Chavannaz).

Les cas décrits sous l'étiquette de kystes ganglionnaires, seraient des ganglions tuberculeux plus ou moins modifiés après ramollissement ou encore des kystes dermoïdes avec tissu lymphoïde abondant, et dans lesquels la zone épithéliale caractéristique a passé inaperçue.

M. le professeur Bosc, lui aussi, conclut que le tissu lymphoïde peut aboutir à la formation de véritables nodules lymphatiques. M. le professeur Bosc partage par conséquent l'opinion de M. Chavannaz, et pense que les kystes dermo‑lymphoïdes actuels peuvent être considérés comme les kystes qu'on appelait autrefois kystes ganglionnaires (Observations I, XVIII, XIX).

Mais généralement la paroi est formée de trois couches qui sont en allant de dehors en dedans (G. Pilon).

1° Une couche qui n'est autre chose que du tissu dermique, pouvant renfermer des follicules pileux, des glandes sudoripares et sébacées. Cette couche peut être très vasculaire;

2° Une seconde couche constituée par des cellules polygonales avec des noyaux et qui répond à la couche de Malpighi;

3° Une troisième couche formée de cellules épithéliales.

La nature de l'épithélium n'est pas constante. On peut trouver un épithélium à cils vibratiles, ressemblant à celui des voies respiratoires ou un épithélium pavimenteux stratifié comme celui de la peau.

Robin, le premier, a observé à la surface interne d'un kyste dermoïde des cellules pavimenteuses épidermoïdales en même temps que des cellules coniques à cils vibratiles. Comme nous savons que l'épithélium des arcs branchiaux est pavimenteux sur la face externe et cylindrique à la face interne, nous devons très bien comprendre le fait.

La surface interne n'est pas toujours lisse ; elle peut être tomenteuse, inégale, plissée ou desquamée, pâle.

L'épaisseur de la poche n'est pas moins variable et peut osciller entre quinze et trois millimètres ; on en a trouvé qui n'avaient pas un millimètre d'épaisseur.

La même poche, d'ailleurs, peut avoir des épaississements en différents endroits de sa surface (Obs. I.), et présenter, dans des cas exceptionnels, il est vrai, à sa surface interne des plaques dures de fibro-cartilage (cartilage de l'oreille) et des plaques calcaires ossiformes (Obs. IX.).

Au niveau de ces épaississements la structure de la membrane offre quelques modifications, avec des glandes, des poils, des papilles ; tandis qu'en d'autres points de la poche la structure est beaucoup plus simple, « à tel point que la paroi conjonctive n'est plus revêtue que par un épithelium aplati et que parfois même on ne découvre pas trace d'épithélium » (Lanne longue et Achard).

Les glandes sudoripares ne sont pas fréquentes dans la paroi dermoïde. Cette absence a été considérée comme un caractère fœtal (Gironde). Quand elles existent, elles peuvent être normales ou rudimentaires. Kohlrausch, Friedlander citent des cas où elles étaient très développées. Les glandes sébacées, sont annexées aux poils. Quelques-unes néanmoins peuvent s'ouvrir à la surface libre de la paroi et être indépendantes des follicules pileux. Elles présentent, comme les glandes sudoripares, toutes les dimensions.

Les poils aussi présentent toutes les variétés.

Dans la plupart des cas ce sont des poils follets, presque toujours très pâles ou d'une coloration qui n'est nullement en rapport avec la coloration des cheveux ou de la barbe du porteur du kyste. Ils sont implantés dans leurs follicules pileux ou libres de toute attache, de longueur variable, ils s'enchevêtrent en un fouillis inextricable.

2° *Contenu du kyste.* — Le continu du kyste, d'aspect variable, de composition différente, peut être liquide ou solide, le plus souvent il est mixte ; quelquefois c'est du sang modifié d'une façon plus ou moins complète ; ainsi on l'a trouvé encore liquides, en caillots (obs. VIII).

Quelques auteurs attribuent ce sang à un traumatisme direct à l'accouchement. Par un fait quelconque de contusion ou de compression, il peut se faire à l'intérieur du kyste un épanchement sanguin qui donne au liquide déjà contenu une coloration spéciale.

Tantôt c'est un liquide albumineux, ressemblant à du blanc d'œuf, (Cusset-Giraldès) ; tantôt c'est une sérosité limpide comme de l'eau de roche, et plusieurs auteurs, Wernher entre autres, affirment qu'on peut trouver des hydatides à l'intérieur de ces kystes. Ce fait ne nous est pas démontré par les observations.

Tantôt la sérosité est citrine ou roussâtre, trouble, présentant des traces d'albumine ; tantôt, au lieu d'être filant et visqueux, le contenu est au contraire, plus épais, analogue à de la crème, à de la matière sébacée et ressemblant à l'enduit sébacé des nouveau-nés.

Cette matière sebacée est essentiellement constituée par de la graisse, des cristaux de cholestérine, des débris de cellules épithéliales plus ou moins déformés et modifiés. Au milieu de ces éléments se trouvent des sels inorganiques tels que chlorures de sodium et phosphates alcalins.

L'aspect de cette matière n'est pas toujours le même, la couleur et la consistance en sont très variables. « Tantôt elle est homogène, d'un blanc éclatant, ou plus ou moins jaunâtre, tantôt elle présente des grumeaux comparés à du riz cuit, à de la matière caséeuse.

Le contenu graisseux a été comparé au beurre, au suif fondu, au miel concret (méliceris), à la crème, au mortier de plâtre

(Jarjavay) à la châtaigne cuite (Denonvilliers et Verneuil, Gallard) (Lannelongue et Achard). »

On trouve souvent, aussi en même temps que la matière sébacée, du liquide séreux ou mucilagineux en quantité variable.

La matière grasse peut se trouver à l'état liquide, état de fusion dù probablement à la températute du corps, le sebum fondant à 33° (Lutz). Ce sont alors des tumeurs décrites sous le nom de kystes huileux (cas de Broca, Nicaise, Bryant).

Ces kystes sont pour la plupart congénitaux et dans un grand nombre de cas dermoïdes. Ce liquide huileux, semblable à l'huile d'olives, est sans doute produit par les glandes sébacées du kyste (Weiss, Gilette, Malherbe de Nantes).

Le contenu du kyste peut encore subir la transformation calcaire, mais nous n'avons pas d'observation de ce cas, du moins pour la région qui nous intéresse ; les cas les plus nombreux intéressent l'orbite.

Voilà donc le contenu ordinaire des kystes dermoïdes du cou.

Dans notre observation, au milieu d'un liquide butyreux, ce que l'on trouve surtout ce sont de volumineuses cellules épithéliales du type Malpighi, soit intactes, soit dégénérées.

Mais de même que pour les kystes congénitaux, en général le contenu dépend surtout de la constitution de la paroi interne. Outre les poils et les différentes sortes de cellules on peut encore trouver dans le milieu interne de la poche des dents incisives, canines, petites et grosses molaires, avec ou sans racines, plus ou moins rudimentaires. Ces dents offrent ordinairement la forme conoïde, considérée comme une forme de reversion au type primitif, celle qu'affectent les dents frappées d'aberrations tératologiques (Magitot) Gilles, obs. II. Ces dents peuvent être libres, implantées sur des fragments osseux, ou simplement adhérentes à la paroi.

D'après M. Cusset, les os trouvés dans les kystes branchiaux et ressemblant à des parties de maxillaire inférieur étaient toujours greffés sur la mâchoire du sujet porteur.

Jamais on n'a pu rencontrer une production osseuse ayant une organisation définie et reconnaissable, capable de faire admettre un fœtus inclus. Les os peuvent être considérés comme des bourgeons du maxillaire inférieur, des parasites qui seraient le siège d'une évolution dentaire. On s'expliquerait ainsi la présence de dents dans les kystes dermoïdes du cou (G. Pilon).

Nous voyons par tout ce qui précède combien est grande la variété dans le contenu des kystes dermoïdes. Un fait constaté ; c'est l'apparition chez le fœtus des follicules pileux (3e mois), des glandes sudoripares (5e mois), des glandes sébacées (6e mois) qui se fait dans un ordre déterminé. Cela pouvait, au besoin, expliquer pourquoi tel kyste renferme des poils, tandis que dans tel autre on ne rencontre que de la matière sébacée, en admettant que l'invagination ne se fasse pas toujours à la même époque.

Seulement l'oblitération des fentes branchiales est antérieure à l'apparition des glandes et des follicules. Le seul fait précis, c'est que toutes les annexes de la peau, telles que poils, dents, etc, proviennent de bourgeons épithéliaux semblables. « Ce que nous ignorons, c'est pourquoi tel bourgeon donne naisssance à un organe plutôt qu'à un autre. »

Enfin on peut trouver dans la poche kystique les divers éléments du pus, soit à la suite d'un processus pathologique, soit à la suite d'un traumatisme.

Quelques auteurs (Poncet, Verneuil, Clado) se sont demandés si l'accroissement brusque et rapide des kystes dermoïdes ne serait pas le fait d'une ou plusieurs espèces microbiennes. Ces recherches n'ont abouti qu'à des résultats douteux ou négatifs ; il nous paraît certain que les microorganismes trouvés dans quelques cas ne proviennent pas du kyste lui-même, mais qu'ils avaient été introduits dans les milieux de culture par mégarde et à la faveur d'un vice de technique bactériologique.

Nous ne parlons pas des kystes enflammés ou fistulisés; dans ce cas-là, il ne faut pas s'étonner de ce qu'on ait trouvé des microorganismes, des staphylocoques, en particulier. Pour conclure à ce sujet, nous ne saurions mieux faire que de reproduire la phrase suivante de Lannelongue : « Les kystes dermoïdes, tant que leurs parois ont conservé le caractère de tissus normaux et que leur cavité n'a pas été mise en communication avec l'extérieur, ne renfermant pas de microbes ou du moins ne renfermant pas de microorganismes cultivables dans les milieux actuellement employés ordinairement en bactériologie (Rolland). »

Il nous resterait maintenant à étudier les rapports qu'affecte le kyste avec les parties adjacentes, et l'on comprend aisément que dans une région comme celle du cou, qui renferme tant d'organes essentiels, les kystes en se développant puissent, suivant leur siège, devenir la cause des accidents les plus graves. Mais cette partie du travail présentant des rapports très intimes avec la symptomatologie et la marche de ces tumeurs, nous l'étudierons plus longuement aux chapitres correspondants.

CHAPITRE IV

ÉTUDE CLINIQUE. — SYMPTOMATOLOGIE

Nous avons vu, en étudiant la pathogénie des kystes dermoïdes du cou, qu'ils doivent leur existence à l'enclavement d'un îlot ectodermique au moment de l'oblitération d'une fente branchiale. C'est dire qu'ils sont congénitaux.

Qu'ils soient apparents ou non au moment de la naissance, c'est un caractère qui leur est acquis.

L'étude clinique nous apprend qu'ils sont rarement assez développés les premiers jours de la naissance pour attirer l'attention des parents de l'enfant. Ce n'est que lorsqu'ils ont atteint le volume d'une lentille ou d'un pois, quelquefois même la valeur d'une noisette, que ces kystes sont découverts.

Et si le hasard a voulu que juste à cette époque, comme le cas s'est déjà présenté (Massoni, Th. de Montpellier), l'enfant ait reçu un coup, aussitôt la famille expliquera par le traumatisme l'apparition et le développement de la tumeur.

Sans doute le traumatisme aura pu donner un coup de fouet aux cellules endormies ; mais son rôle est limité et il n'a servi que de cause occasionnelle (Obs. VIII).

Les kystes dermoïdes latéraux du cou présentent des caractères généraux communs à toutes les tumeurs bénignes et des caractères qui leur sont spéciaux.

Ceux qui ont rapport à leur siège, à leur forme, à leur volume, etc., ont été décrits plus haut en détail, cependant nous croyons utile de les rappeler brièvement.

Symptômes physiques Siège. — Les kystes dermoïdes du cou peuvent être profonds ou sous-cutanés. Le siège de prédilection de ces kystes paraît être la région antéro-latérale du cou ; quelquefois entre les deux chefs du sterno-cléido-mastoïdien, quelquefois derrière ; indifféremment dans la région sus et sous-hyoïdienne, de préférence du côté gauche ; on les rencontre cependant des deux côtés, jusqu'aux oreilles, au larynx, jusqu'aux carotides et à la jugulaire (Obs. I). Les tumeurs dermoïdes de la nuque n'ont pas encore été signalées. Ce fait confirme la théorie branchiale.

Volume. — Le volume de ces kystes, avons-nous dit, est très variable, mais la plupart du temps le malade se présente au chirurgien, quand la tumeur a déjà atteint un certain volume, d'un œuf de poule, par exemple. Quand le kyste est très petit, il passe inaperçu au début, le hasard seul le fait découvrir, et c'est parce qu'ils n'apparaît qu'à l'époque de la puberté que l'on avait mis en doute sa congénitalité.

Forme. — La forme est généralement arrondie, sphéroïde ou ovoïde, régulière ou non ; en général, leur surface est lisse, quelquefois bosselée, inégale.

Consistance. — Leur consistance varie avec leur contenu. Molle, rénitente ou fluctuante, selon la prédominance des divers principes qui peuvent remplir la poche et que nous avons déjà passés en revue ; la mollesse de ces tumeurs est un caractère important pour le diagnostic. Nous y reviendrons dans le chapitre suivant.

Ajoutons que la fluctuation franche est rarement perçue ; elle est souvent remplacée par une pseudo-fluctuation.

D'ailleurs, la fluctuation peut subir des modifications, si la tumeur est plus ou moins profonde, si la poche est multiloculaire.

La tumeur peut être élastique, présenter une consistance

inégale, parfois même une certaine dureté, si les parois ont subi la transformation fibro-cartilagineuse.

L'irréductibilité est l'un des signes qu'il faut rechercher avec le plus de soin : elle est toujours complète dans les kystes dermoïdes du cou. Voilà ce que nous révèle la palpation. Elle nous permet aussi de reconnaître que la peau est saine et glisse facilement au-dessus de la tumeur ; elle nous renseigne sur les adhérences avec les organes voisins ou les prolongements que le kyste peut présenter.

Symptômes fonctionnels. — A ces symptômes viennent s'ajouter des troubles fonctionnels variables et dépendant du volume et du siège de la tumeur. La tumeur est superficielle : elle ne gênera que par son volume. Le caractère constant des kystes dermoïdes est l'indolence, à moins, bien entendu, qu'il ne survienne une complication inflammatoire tout à fait accidentelle ; la compression et la distension de quelques filets nerveux peuvent néanmoins provoquer des douleurs qui auront leur siège en dehors de la tumeur.

Mais qu'il s'agisse, au contraire, d'un kyste dermoïde profond, il peut refouler la langue et les muscles qui l'avoisinent vers la cavité buccale et rendre ainsi presque impossible, chez l'enfant, l'action de têter ; il peut gêner la déglutition en comprimant l'œsophage ; il peut aussi comprimer le larynx et empêcher son mouvement d'ascension au second temps de la déglutition ; la compression du pneumogastrique peut provoquer la dyspnée et les accès de suffocation qu'on a souvent observés ; la compression de la jugulaire amènera la gêne de la circulation, la congestion de la face, la coloration bleue de la langue (Virlet).

Ces troubles de la mastication, de la déglutition, de la phonation et de la respiration sont sérieux ; néanmoins, l'état général du malade n'est jamais gravement compromis, et,

quand il vient trouver le praticien, c'est autant par un senti-
ment de coquetterie, dit M. Boucher, que par la gêne qu'il
éprouve.

La fistulisation du kyste peut se produire sans douleur
(Obs. XXV).

Sur tout le trajet de la fistule on a la sensation d'un cordon
induré, parallèle quelquefois au tégument externe, suivant
le plus souvent une direction de dehors en dedans et allant
vers le pharynx, le larynx ou l'œsophage.

La fistule peut être complète, borgne externe ou borgne
interne. Celles-ci peuvent ne donner lieu à aucun symptôme
et n'être découvertes qu'au moment de l'extirpation du kyste.
Quelques auteurs les ont diagnostiquées au palper.

Les fistules peuvent s'enflammer et devenir douloureuses,
ordinairement à la suite d'une infection. C'est d'ailleurs ce
qui arrive la plupart du temps, et l'examen des matières
excrétées, sans rien nous apprendre sur la nature des tissus
intimes de la tumeur, peut nous donner au contraire tous les
microbes de l'infection.

CHAPITRE V

DIAGNOSTIC

Les éléments anatomiques qui composent la région latérale du cou sont tellement disposés, tellement compliqués que le diagnostic différentiel des tumeurs· qu'on y rencontre présente souvent les plus grandes difficultés.

Une erreur qui a été souvent commise est la confusion des *grenouillettes* et des kystes dermoïdes, surtout lorsque ceux-ci venaient faire bomber le plancher buccal. Nous savons que la grenouillette fait toujours saillie principalement dans la bouche, et elle est latérale ou prédominente d'un côté. Mais elle a certains caractères propres, comme sa teinte bleuâtre, sa consistance plus molle, sa paroi plus mince, et, ajoutent quelques auteurs, l'absence constante d'adhérence au maxillaire ; mais, ce dernier caractère d'adhérence qu'on voulait donner aux kystes dermoïdes n'existe pas toujours.

Le kyste dermoïde latéral peut cependant être confondu avec la *grenouillette sus-hyoïdienne* et parfois le diagnostic a été difficile (cas de Gibert et de Monod).

En pareille circonstance il y a un fait qui peut guider le chirurgien : c'est que la grenouillette sus-hyoïdienne est, l'étude des observations le prouve, presque toujours précédée par le développement d'une grenouillette sublinguale.

« C'est, en général, après que celle-ci a été ponctionnée, injectée, incisée, qu'on voit se produire la tumeur sus-hyoïdienne (H. Morestin). »

On a confondu le kyste branchial avec le *kyste séreux* ou *mucoïde*, et on comprend très bien cette confusion, si ce dernier est simple ; s'il s'agissait, en effet, d'un kyste séreux multiloculaire, ses bosselures nombreuses inégales le feraient reconnaître ; d'ailleurs les tumeurs à kystes multiples sont plus volumineuses, occupent ordinairement toute la partie antérieure du cou et si elles sont unilatérales elles se montrent indifféremment à gauche ou à droite. Il faut néanmoins se rappeler que les kystes séreux simples ne font jamais saillie sous la base de la langue, qu'ils sont parfois transparents et qu'enfin ils ne déterminent aucune gêne dans la respiration ni dans la déglutition.

Leur siège n'est pas en rapport avec celui des fentes branchiales.

D'ailleurs l'erreur de diagnostic n'a aucune importance (Walther).

Il est facile de confondre les kystes dermoïdes avec les *loupes graisseuses*, dit Hawkins ; d'autant mieux qu'il existe une grande quantité de graisse au-dessous de la peau, remplissant les inégalités de la tumeur ; nous ferons remarquer que les loupes siègent rarement au cou et que d'ailleurs leur volume reste toujours très petit et leur siège le plus souvent dans l'épaisseur même de la peau ; de plus cette affection est rare dans la première enfance et semble appartenir en propre à un âge plus avancé.

Le kyste dermoïde et le *lipome* (Dolbeau) offrent plusieurs points communs.

Ce dernier cependant présente souvent des bosselures, des lobules pouvant s'étendre assez loin de la masse principale et n'offrant pas le caractère de rénitence du kyste ; néanmoins le diagnostic est souvent douteux.

Le *pseudo-lipome sus-claviculaire* de Verneuil a son siège de prédilection entre le sterno-cléido mastoïdien et le trapèze ;

mais plus souvent il ne se développe, chez les hommes, que vers l'âge de quarante ans et son développement paraît lié à l'arthritisme et au diabète.

Le *kyste ganglionnaire* est rarement seul ; avant que la tumeur ait atteint un certain volume, le malade a pu percevoir, en d'autres régions du cou, une ou plusieurs petites grosseurs qui roulaient sous le doigt ; mais ce n'est pas toujours le cas ; les autres petits ganglions peuvent être cachés sous la masse principale et inaccessibles au toucher.

Notre ami M. le docteur Foata (de Gardanne) a guéri par simple ponction un kyste ganglionnaire de la région latérale du cou et où la chaîne des autres ganglions n'a été perceptible qu'après que la première poche a été complètement vidée.

Il n'y a pas eu récidive et tous ces petits ganglions adjacents ont disparu avec un traitement interne.

Les *adénomes lymphatiques* ne sont qu'une étape de l'adénite chronique et leur nombre les fait distinguer des kystes dermoïdes.

Les *tumeurs érectiles* (Dolbeau) peuvent évoluer insidieusement, la peau peut ne présenter ni à la vue ni au toucher aucun symptôme caractéristique, du moins au début, mais comme elles sont généralement réductibles, le diagnostic n'en est pas difficile ; d'ailleurs ces sortes de tumeurs sont turgescentes pendant l'effort ; elles peuvent avoir des battements.

La tumeur peut aussi être formée par un *anévrysme* de calibre suffisant ; on peut alors sentir des pulsations isochrones aux battements du pouls, des mouvements d'expansion, et entendre un léger bruit de souffle ; mais ici il faut être en garde contre une cause d'erreur : si une artère se trouve comprimée à la partie profonde du kyste, on aura le même souffle, les mêmes pulsations : en déplaçant la tumeur, en changeant ses rapports avec les parties voisines ces signes disparaissent. De plus, comme les tumeurs érectiles, les anévrysmes sont réductibles, ce qui n'est pas le caractère des kystes.

La mollesse légèrement élastique de ces kystes est un caractère important : la palpation, la sensation est nettement différente de celle que l'on perçoit en palpant un lipome un paquet d'adénite en voie de ramollissement. Cette mollesse particulière, qui jusqu'à un certain point ressemble à celle des kystes séreux du cou, est due, non seulement aux caractères du contenu, mais à l'absence de phénomènes inflammatoires au niveau du kyste.

On a noté comme caractère des kystes dermoïdes l'empreinte persistante que produit l'impression du doigt. Ce signe n'existe pas toujours ; néanmoins il est bon de la rechercher ; c'est le signe de Landetta. On pourrait encore confondre les kystes dermoïdes avec les tumeurs qui ont pour siège le corps thyroïde. Nous laissons de côté la *bronchocèle* ou *goître congénital* qui occupe toujours la ligne médiane, qui est de consistance solide, et donne généralement lieu, dès les premiers jours de l'enfance, à une grande gêne de la respiration (Boch, Betz, Malgaigne).

Mais il est des kystes de la région thyroïdienne qui, au lieu d'occuper la ligne médiane, peuvent évoluer dans un des lobes de la glande et en imposer pour un kyste branchial. Il n'y a alors qu'à commander quelques mouvements de déglutition au malade ; si la tumeur suit les mouvements du larynx, c'est qu'elle fait partie de la glande thyroïdienne et peut être un goître. Néanmoins c'est là un signe auquel nous ne voudrions pas donner une trop grande importance, car l'erreur a été commise. Dans les deux cas, on peut constater un mouvement ascensionnel de la tumeur dont le siège surtout est la cause d'erreur. « Cependant le goître est en général plus ferme et moins fluctuant; presque toujours il s'accompagne d'accidents graves du côté de la respiration. »

Les kystes hydatiques du cou sont extrêmement rares. La science n'en compte que deux ou trois cas. Ils peuvent être rénitents ou fluctuants, et présenter beaucoup de symptômes communs aux kystes dermoïdes. Leur lieu d'élection serait le bord externe du sterno-cléido-mastoïdien, quand ils n'ont pas leur origine dans la gaîne des gros vaisseaux. La ponction éclaircira le diagnostic, si la translucidité ne l'a pas déjà tranché.

Beaucoup d'auteurs prétendent qu'il est impossible de faire, sans examen microscopique, la distinction entre un *abcès froid* et un kyste dermoïde.

Même forme de poche arrondie ou ovalaire, même fluctuation ou pseudo-fluctuation, du moins à la partie superficielle, avec vague sensation de grumeaux au centre; indolence au toucher.

Mais si pour un motif quelconque on ne pouvait faire trancher la question par l'examen microscopique, nous avons comme moyen de diagnostic l'évolution excessivement lente du kyste et son arrivée à un grand volume, avant qu'il nous soit permis d'observer la chaleur, la rougeur, la douleur de la peau, en un mot tous les signes qui accompagnent l'élaboration du pus et qui précèdent l'ouverture de l'abcès.

Ici c'est donc l'état de la peau qui nous a permis de différencier les deux genres de tumeurs.

Quant aux *ganglions tuberculeux*, leur nombre, leur évolution, les antécédents et l'état général du malade suffiront à nous éviter toute erreur à ce sujet.

Les *abcès par congestion* sont fluctuants; mais ils se développent beaucoup et lentement, sans réaction inflammatoire, et il sera facile le plus souvent de les rattacher à une lésion osseuse. Cette recherche sera aussi à faire si l'on soupçonnait un abcès froid.

Le diagnostic des *adéno-phlegmons* est, en général, facile.

Il suffit, la plupart du temps, dit Tillaux, de connaître la durée de l'affection et de palper la tumeur pour établir le diagnostic.

En cas de *phlegmon chronique*, on pourra quelquefois être hésitant. On se basera alors sur la marche de l'affection et on cherchera à en établir la cause (amygdalite, dentition).

La *sous-maxillite* se diagnostique par sa limitation facile et la forme de la tuméfaction au début de la maladie ; à une période plus avancée, l'écoulement du pus par le canal de Warthon doit enlever tous les doutes.

Les *tumeurs de la glande sous-maxillaire*, qu'elles soient mixtes ou malignes, se différencient facilement du kyste dermoïde. Ces tumeurs sont généralement d'une extrême dureté, contrastant avec la souplesse des tissus environnants ; à la surface, les doigts perçoivent des saillies, des bosselures, des irrégularités, dont la présence est inconstante toutefois. Mais ce qui est surtout caractéristique, c'est la remarquable mobilité de ces tumeurs qu'on déplace aisément, dans tous les sens (Verneuil).

Quand la tumeur est maligne et que les adhérences ont gagné les parties voisines, cette mobilité peut se modifier. Il ne faut pas oublier de tenir compte de la sécrétion salivaire qui, dans les affections de la glande parotide, subit aussi de grandes modifications depuis l'absence complète de salive jusqu'à l'écoulement énorme de ce liquide (Prengrueber).

D'ailleurs, les tumeurs malignes ne sont généralement pas enkystées, exception faite pour les tumeurs ganglionnaires à leur début ; de plus, elles enclavent les organes environnants ; le système ganglionnaire est pris ; enfin, excepté pour les sarcomes, elles n'apparaissent qu'à l'âge adulte.

Le diagnostic du *sarcome ganglionnaire* est un peu plus délicat ; dans la plupart des cas, néanmoins, la tumeur est souvent diffuse et présente des prolongements, de l'englobement des organes ; on aura toujours recours à l'étiologie et à la rapide évolution de ce genre d'affection.

Si le malade présentait à la région latérale du cou une ou plusieurs *fistules*, il suffira d'en rechercher l'origine : ces *fistules* peuvent être d'origine branchiale, d'origine dentaire, d'origine ganglionnaire ou le dernier aboutissant d'un abcès ossifluent. Le diagnostic se fondera alors sur les commémoratifs, le siège et l'aspect de l'orifice, le cathétérisme.

En résumé, le diagnostic deviendra de plus en plus difficile avec l'âge du sujet et les complications de la tumeur.

Il est évident que, dans le jeune âge, la congénitalité de l'affection est plus facile à rechercher, et, une fois établie, le diagnostic se resserre dans un petit cercle d'affections congénitales : kystes séreux ou mucoïdes, kystes dermo-lymphoïdes, lypomes enkystés ou diffus, encéphalocèle.

Au moment de l'adolescence, en plus des affections congénitales, il faut faire entrer en ligne de compte les tumeurs bénignes enkystées, les affections tuberculeuses ganglionnaires ou osseuses.

Plus tard, enfin, on aura à se préoccuper des tumeurs malignes qui peuvent être enkystées à leur début, surtout si elles sont ganglionnaires, mais qui finissent par s'étendre et envoyer des prolongements dans tous les sens, contracter des adhérences et amener l'invasion ganglionnaire générale.

Nous suivrions la même méthode, si le malade présentait une fistule.

D'ailleurs, si par suite de certaines circonstances le diagnostic offrait encore quelque difficulté, il ne faudra pas hésiter, si la chose est possible, à faire une ponction exploratrice. Avec les nouvelles méthodes d'antisepsie, c'est une opération qui ne présente pas les dangers d'autrefois (infection, suppuration) et qui peut être d'un grand appoint dans la décision à prendre.

CHAPITRE VI

MARCHE ET PRONOSTIC

Quand la fente branchiale s'est fermée, séparant ainsi de l'extérieur la partie épithéliale enclavée, et que la petite colonie
évolue en kyste dermoïde, ce qui n'est pas toujours la règle
(Malassez), elle peut se comporter de différentes manières ;
et si tel kyste, avons-nous dit, demeuré caché et ignoré pendant toute l'enfance, ne se dévoile aux yeux du praticien que
vers l'âge de quinze à vingt ans, ce que Verneuil appelle
« garder longtemps la phase d'indolence et de stagnation », tel
autre, remarqué aux premiers jours de la vie, peut n'amener
aucun trouble pendant de bien longues années, puis tout d'un
coup, sous l'influence d'une cause occasionnelle, se développer
tout à coup et demander une intervention.

L'évolution de ces tumeurs est lente, intermittente, irrégulière.

Il semble néanmoins, nous l'avons vu plus haut, que la
puberté, dont l'action se manifeste sur tout l'organisme, ne
soit pas sans influence sur leur marche, comme c'est le cas
dans l'observation de M. le professeur Forgue.

La guérison spontanée est un fait exceptionnel, et il est probable que, dans les cas cités dans la science, il a dû y avoir
erreur de diagnostic ; il s'agissait probablement de kyste séreux. On comprend très bien que la nature si différente du contenu des tumeurs dermoïdes s'oppose à leur disparition spon-

tanée par résorption pure et simple. Ces kystes n'ont donc aucune tendance à disparaître spontanément.

Deux phénomènes peuvent alors changer la marche de l'évolution.

1° *Inflammation.* — Elle est rarement spontanée, mais due le plus souvent à un choc, à un traumatisme local, à une ponction exploratrice, ou à une injection irritante. Nous voyons à ce moment apparaître certains symptômes, tels que rougeur, chaleur, douleur, etc., et la tumeur augmente de volume en amenant les accidents consécutifs de compression sur le larynx, la trachée.

2° *Rupture.* — La rupture peut ne se produire qu'au moment de l'extirpation, mais elle peut être due aussi au travail inflammatoire qui, sans amener la suppuration, diminue la consistance de la paroi.

Cette rupture peut se faire du côté de la peau ou du côté du pharynx.

Max Schede rapporte un exemple d'ouverture spontanée d'un kyste branchial, avec formation d'une fistule secondaire.

Dans la majorité des cas, le pronostic est bénin.

On pourra dire d'une manière générale que, quand la tumeur est peu volumineuse, superficiellement placée, ne compromettant l'action d'aucun organe important, le pronostic pourra toujours être favorable.

Il le sera moins, au contraire, quand les kystes seront profonds, difficilement accessibles, et que, par leurs rapports avec les nerfs et les artères de la région, ils rendront l'intervention délicate.

Le pronostic est plus grave chez les enfants que chez les adultes, surtout à cause des dangers d'une intervention chirurgicale chez les premiers, aux premiers jours de la vie.

Toutes réserves faites sur les complications et le mode de traitement, le pronostic est néanmoins bénin.

CHAPITRE VII

TRAITEMENT

L'extirpation constitue le traitement rationnel, le seul traitement des kystes dermoïdes latéraux du cou.

Mais nous allons d'abord passer en revue quelques autres méthodes, nombre de nos observations en faisant mention.

Quelques auteurs ont voulu faire résorber le contenu du kyste, pour éviter sans doute la difformité d'une cicatrice disgracieuse. Nous avons déjà vu que cette résorption était impossible et nous avons expliqué pourquoi : tous les moyens y ont échoué, les topiques irritants ont été aussi inefficaces que les solutions résolutives, ou que la ponction palliative non suivie d'injection.

D'autres ont cherché à provoquer l'oblitération de la poche soit par des injections irritantes si prônées jadis par Velpeau ; soit par le drainage préconisé par Chassaignac, soit par la cautérisation, l'excision partielle, la compression au collodion; on y a provoqué la suppuration. Ces méthodes recherchaient toutes l'inflammation adhésive des parois de la tumeur.

Après un premier succès, les récidives ne tardaient pas à se montrer. Le traitement n'était pas assez énergique, et, la paroi kystique présentant une certaine épaisseur, la destruction en était difficile.

« Le contenu des kystes n'étant que le produit des sécrétions des bourgeons de l'enveloppe, la destruction de cette dernière pouvait seule mettre fin au travail incessant qui s'opère à sa surface interne. »

Avec les chirurgiens modernes, l'extirpation totale de la poche est devenue le procédé ordinaire, toutes les fois qu'il est possible. Pour les kystes latéraux, l'extirpation totale est quelquefois rendue difficile par les adhérences vasculaires ; certains chirurgiens ont dû réséquer la jugulaire interne entre deux ligatures. Dans l'observation de M. le professeur Forgue, la tumeur adhérait à la jugulaire interne et celle-ci dut être dénudée sur une étendue d'environ trois centimètres. Mais avec l'innocuité apportée aux plaies veineuses par la méthode antiseptique, il n'y a pas lieu de s'en inquiéter outre mesure (Duplay et Reclus).

Notons l'existence fréquente d'un pédicule rattachant la tumeur à la grande corne de l'os hyoïde ou à la branche horizontale du maxillaire inférieur.

Voici en tous cas la marche à suivre dans l'opération :

Après avoir incisé la peau dans la direction du grand axe de la tumeur, et l'incision étant légèrement plus grande que la tumeur, avec la sonde cannelée et le bistouri ou les ciseaux, on continue à inciser couche par couche, jusqu'à l'apparition, sous les yeux de l'opérateur, de la paroi kystique, distincte par sa couleur, sa consistance et sa texture des couches qui l'environnent ; avec un instrument mousse, comme la sonde cannelée, ou de préférence, avec le doigt, le chirurgien fait méthodiquement l'énucléation de la tumeur.

Mais cette énucléation, si simple en elle-même, offre parfois les plus grandes difficultés à cause des adhérences avec la carotide, la jugulaire, la faciale. Souvent même le chirurgien se voit dans la nécessité de faire la double ligature de l'un de ces vaisseaux.

Un autre accident de l'opération, c'est la rupture de la membrane, quelquefois très mince du kyste; en pareil cas, on continue l'extirpation de la poche après l'avoir vidée.

A la difficulté de l'opération est alors venue s'ajouter la

crainte d'une récidive, ou d'une fistule, si le moindre lambeau de membrane est resté dans la plaie.

L'opération terminée, l'hémorragie arrêtée, on suture au crin de Florence, avec ou sans drainage, au gré du chirurgien, et on fait un pansement iodoformé compressif.

La réunion par première intention est la règle, et, si l'opération a été bien conduite, la cicatrice n'est pas disgracieuse. Cependant, quand il y a eu rupture de la poche, et que le chirurgien s'est vu forcé de disséquer la poche vide, il arrive quelquefois que la réunion ne se fait pas, et qu'il s'établit une ou plusieurs petites fistules ; il faut avoir recours à la cautérisation, qui suffit alors dans la plupart des cas.

Si l'extirpation complète est pour une raison quelconque impossible, on doit vider la poche, faire le curettage des parois et réunir par première intention.

D'autres auteurs ne sont pas partisans de la réunion par première intention. Ils font à plat un pansement compressif et cherchent, après un bon curettage, la production de bourgeons qui viendraient remplir l'ancienne cavité.

Laquelle de ces deux méthodes est la meilleure ?

Il est évident que, dans une région comme celle du cou, on doit autant que possible éviter les difformités, les cicatrices vicieuses, et c'est pour cela que nous sommes partisan de la réunion immédiate, en employant la méthode des sutures intradermiques.

Une autre complication peut encore se présenter : c'est l'adhérence de la peau à la tumeur ; dans ce cas, on fera deux incisions semi-elliptiques se croisant à leurs extrémités. On enlève alors en même temps la peau et la tumeur.

Nous avons vu plus haut que certains kystes dermoïdes latéraux, occupaient la région sus-hyoïdienne et proéminaient dans le plancher buccal. Ne pourrait-on dans ce cas intervenir par la voie buccale et éviter une cicatrice qui est un ennui

4

pour tout le monde et une tare indélébile pour une jeune fille ?

La voie buccale était la méthode habituellement suivie, et nous sommes le premier à en reconnaître les grands avantages. Mais elle présente aussi beaucoup d'inconvénients.

Nous savons que la bouche est un milieu de microbes en *disponibilité,* microbes qui ne demandent qu'à devenir virulents et à produire l'infection.

Certaines tumeurs trop volumineuses ne sauraient être extirpées par la bouche, quand bien même elles n'offriraient aucune adhérence. Un autre danger est l'asphyxie par l'aspiration du sang dans les voies respiratoires.

A la difficulté et au danger de l'anesthésie, vient encore s'ajouter le risque de blesser les canaux de Warthon ; sans parler de la gêne apportée à l'opération elle-même par les lèvres, les arcades dentaires, la langue.

Cependant quelques chirurgiens sont restés partisans de la voie buccale. A la vérité on peut mettre assez facilement tout le monde d'accord en adoptant la sage conclusion de Delens : « Il y a des indications pour l'une et l'autre voie. Les tumeurs adhérentes à l'os hyoïde doivent être attaquées par l'extérieur ; la voie buccale peut convenir, si le néoplasme proémine de ce côté et si sa mobilité permet de supposer qu'il n'y a point d'adhérences sérieuses. »

Si l'extirpation est la méthode de choix, on ne peut la faire à tout âge.

Nous savons combien sont graves les interventions chirurgicales chez les tout jeunes enfants et les hémorragies mortelles qu'elles entraînent. Quelques auteurs, dans pareilles circonstances, lorsque les complications les ont forcés à intervenir, se sont contentés de ponctionner la tumeur, remettant l'extirpation à un âge où le petit malade pourra la supporter sans danger pour son existence.

Le kyste est compliqué de fistule.

L'extirpation n'est pas toujours la règle, et elle n'est nettement indiquée que dans le cas de fistule borgne externe.

Pour les cas de fistule borgne interne ou de fistule complète, plusieurs complications sont à craindre. Pour ces dernières surtout, le pronostic de l'opération n'est pas toujours bénin, puisque ces fistules peuvent aboutir au pharynx, à l'œsophage, au larynx, et jusques à la plèvre ; ces complications sans gravité jusqu'alors, peuvent d'un coup assombrir l'intervention, et nous comprenons très bien la circonspection de beaucoup de chirurgiens en présence de tels cas. Néanmoins Tricomi, Cavazzoni, en Italie, Chalot et d'autres chirurgiens en France, ont souvent obtenu des succès.

CONCLUSIONS

I. — Les kystes dermoïdes latéraux du cou sont des kystes branchiaux. Ils résultent de l'*enclavement*, dans une rainure branchiale, d'un pli ectodermique (Théorie de Verneuil, appliquée aux kystes du cou par W. Roser).

II. — Adhérents souvent au squelette, ils le sont parfois également aux gros vaisseaux du cou, et ce caractère anatomique donne à ces kystes leur importance chirurgicale.

III. — Ils ont histologiquement la structure habituelle des kystes dermoïdes. Mais parfois leur paroi contient une couche de tissu lymphoïde ; la tumeur enlevée par M. le professeur Forgue, et étudiée par M. le professeur Bosc, en est un remarquable exemple.

IV. — La présence de ce tissu lymphoïde et de nodules lymphatiques dans l'épaisseur de la paroi du kyste permet de penser que les kystes du cou, dits « ganglionnaires », sont en réalité des kystes branchiaux.

V. — La marche est lente, l'accroissement peu considérable, le pronostic bénin.

VI. — Le diagnostic se fait par élimination. La mobilité et l'intégrité de la peau, la mollesse fluctuante de la tumeur, qui a un pédicule profond, doivent faire songer à cette variété de tumeurs.

VII. — Le seul traitement rationnel et radical est l'extirpation : mais le chirurgien devra libérer avec précaution la partie plongeante du kyste et ne jamais oublier que, du fait de leur origine congénitale, ces tumeurs sont souvent fixées à la veine jugulaire interne ou à la carotide.

OBSERVATIONS

Observation II

(RÉSUMÉE)

(GILLES, *Arch. gén. de méd.*, 1853, t. I, p. 84)

Kyste congénital du cou

Enfant de vingt mois qui présente une tumeur s'étendant de l'apophyse mastoïde gauche vers le menton ; oblongue, un peu mobile, douloureuse, elle a le volume de deux poings et pend comme un sac.

Le Dr Wurtzer fit quatre opérations.

Première opération : Résection d'une masse arrondie et dure, adhérente au bord externe du maxillaire.

Deuxième opération : Extraction d'un os aigu qui ressemblait à une dent incisive.

Troisième opération : Extirpation d'une partie du kyste.

Quatrième opération : Ablation du reste de la tumeur.

Observation III

(RÉSUMÉE)

(*Wirchow's Arch.*, t. XXV, 1866)

Anna K..., âgée de vingt-quatre ans, remarqua, il y a dix ans, une tumeur au cou qui n'a fait qu'augmenter. Située à gauche entre l'angle du maxillaire inférieur et l'apophyse mastoïde, la tumeur, du volume d'un œuf d'oie, est indolente et fluctuante. Autre tumeur au-dessus du sternum et près du bord externe du sterno-cléido-mastoïdien, également indolente.

Opération : Incision de la peau, puis de la tumeur.

Écoulement d'une grande quantité de substance épaisse, grasse,

d'un blanc jaunâtre. Extirpation de la tumeur. Réaction, inflammatoires vive et guérison. La malade ne voulut pas laisser extirper la
seconde tumeur. Contenu du kyste formé de matières sébacées. Paroi
constituée par une peau lisse, revêtue d'un épiderme et contenant des
glandes sébacées.

Observation IV

(Max Schede, service du professeur Wolkmann. — Arch. de Langenbeck 1872)

(Thèse de M. Georges Pilon)

Jeune homme de dix-sept ans : au côté gauche du cou, tumeur de
la grosseur d'un œuf de poule, débordant un peu le sterno-cléido-
mastoïdien ; la peau qui la recouvre se déplace facilement; sur les
parties profondes, peu de mobilité. Fluctuation nette. Gêne de la respiration. Ponction, puis injection iodée.

Le contenu est un liquide épais, composé de grandes cellules épithéliales plates, avec bien peu de sérosité.

Le malade quitte l'hôpital et revient peu après. Récidive complète.
Extirpation de la tumeur qui s'étend assez profondément vers le pha_
rynx. Cette fois le contenu offre, outre les cellules épithéliales, un
grand nombre de globules de pus et de sang. Guérison.

Observation V

(Idem)

Wilhelm B. âgé de quinze ans, porte une tumeur vers le milieu de
la longueur du sterno-cléido-mastoïdien gauche, de la grosseur d'un
œuf de poule, indolente et fluctuante.

Extirpation. La tumeur s'étendait jusqu'aux vertèbres cervicales.
Appliquée sur la gaîne commune de la veine jugulaire interne et de
l'artère carotide sans y adhérer.

Contenu présentant des cellules cornées et graisseuses. Peu de
réaction ; suppuration faible. Guérison.

Observation VI

(Idem)

Anna S., âgée de vingt-deux ans, tumeur fluctuante au côté gauche du cou qui a résisté à tous les traitements tentés depuis l'âge de onze ans. A cette époque elle s'était ouverte d'elle-même par l'effet d'un emplâtre, puis s'était réformée. Elle part de l'apophyse mastoïde, longe le bord inférieur du maxillaire pour se terminer à un pouce de la ligne médiane du cou et repousse en dedans le plancher de la bouche. Incision parallèle au bord du maxillaire inférieur et extirpation du kyste qui présente des adhérences avec les parties voisines, surtout en bas. Guérison. Le contenu du kyste se composait de grandes cellules épithéliales aplaties, remplies de granulations graisseuses.

Observation VII

(RÉSUMÉE)

(*Arch. gén. de méd.*, 1875, vol. I, p. 78)

Kyste branchial du cou, ayant probablement succédé à une fistule branchiale borgne interne. Par M. Simon Duplay.

Soldat âgé de vingt-deux ans. Tumeur siègeant au cou, à droite de la ligne médiane, entre le bord du sterno-mastoïdien et la trachée, à l'union du quart inférieur avec les trois quarts supérieurs du cou. Grosse comme une noisette, elle est fluctuante à son centre, résistante à sa périphérie et formée par des parois dures et épaissses.

Pas de douleur. De la partie supérieure part un cordon arrondi, dur, qui va se terminer à l'extrémité postérieure de la grande corne de l'os hyoïde, avec lequel il semble adhérer.

Observation VIII

(Thèse de GUÉRIN. Paris, 1876, p. 28)

Kyste congénital de la région supérieure du cou par Campenon

Enfant de onze ans. Tumeur au niveau de la région parotidienne gauche, du volume d'un petit œuf et datant de la naissance. Elle s'étend du bord antérieur du sterno-mastoïdien au bord postérieur du maxillaire inférieur, à deux travers de doigt en dehors de l'angle de la mâchoire.

Cicatrice au sommet de la tumeur. Peu de fluctuation, consistance inégale. Le malade a reçu dernièrement un coup sur la tumeur. M. Giraldès par une ponction retire quelques gouttes d'un liquide brunâtre, puis pratique l'excision partielle de la paroi cutanée. Il s'échappe du kyste une bouillie brunâtre analogue à des caillots sanguins. La partie restante du kyste est touchée au crayon de nitrate d'argent.

Guérison en vingt jours.

La partie excisée présente une couche épithéliale à cellules polygonales inégales, qui repose sur un tissu cellulo-fibreux dense formant la coque du kyste.

Observation IX

(Giraldès, *in* Thèse de M. G. Pilon)

Kyste congénital du cou

Enfant du sexe féminin, né avec une tumeur du cou, du volume d'une grosse orange, étendue du lobule de l'oreille gauche jusqu'à la fourchette du sternum et divisée en deux lobes, l'un supérieur, l'autre inférieur.

Consistance molle, fluctuation manifeste.

Autopsie. La tumeur s'enfonce profondément dans l'épaisseur du cou, en formant un pédicule allongé, qui va s'implanter à une petite corne supplémentaire de l'os hyoïde et à la partie latérale du cartilage thyroïde.

Dans l'intérieur du kyste, on trouve de petits corps durs, dont un surtout triangulaire, dans lequel le microscope découvre des cellules cartilagineuses, des ostéoplastes bien caractérisés et des cellules myéloïdes.

Observation X

(Newmann, *Arch. f. klin. Ch.*, 1877, *in* Thèse de M. G. Pilon)

J. F. âgée de vingt-trois ans. Tumeur datant de la naissance et qui s'étend depuis le bord supérieur du sternum, en haut et à gauche; consistance molle. Extirpation et guérison. Contenu du kyste constitué par une matière d'un gris jaunâtre, sale, consistante. Paroi tapissée par un épithélium tantôt pavimenteux, tantôt vibratile stratifié. Sous l'épithélium, réseau lâche de tissu conjonctif aréolaire contenant des fibres élastiques.

Observation XI

(BAUMGARTEN, *Arch. f. klin. Ch.*, 1877, *in* Thèse de M. G. Pilon)

S...., cinquante-huit ans. Tumeur s'étendant depuis la face anté-rieure du sterno-mastoïdien droit et de la clavicule jusqu'à la corne de l'os hyoïde ; étranglement à sa partie médiane. Surface lisse ; fluc-tuation manifeste. Tumeur non réductible. Ponction et extirpation de la tumeur.

Guérison au bout de huit jours.

Le kyste extirpé a la forme d'une bouteille. Le contenu a une cou-leur jaune et une consistance pâteuse. Il est constitué par des cellules plates à un ou plusieurs noyaux, qui sont parsemées d'un grand nombre de granulations graisseuses. On y trouve des globules rouges du sang. La paroi du kyste a pour substratum un tissu conjonctif, traversé partout par des fibres élastiques. On trouve partout une couche épaisse de cellules épithéliales cylindriques, à disposition stra-tifiée et reposant sur une couche unique d'autres cellules épithéliales cubiques.

Observation XII

(GUETERBOCK, *Arch. für Klin.*, 1878)

Homme de vingt-six ans. Tumeur datant d'un an, troublant la pho-nation, la mastication, la respiration et la déglutition.

Sous la langue, à gauche, au-dessous de la muqueuse rouge, inégale, épaissie, tumeur fluctuante de la grosseur d'un œuf de poule, indo-lente, se prolongeant jusqu'aux dernières dents molaires et latérale-ment au delà de l'angle de la mâchoire. Enucléation facile, malgré les adhérences à l'os hyoïde. Contenu formé par un liquide épais avec cheveux crépus. Drainage de la plaie. Guérison.

Observation XIII

(Barbès, Thèse de Paris, 1879)

Femme de vingt-huit ans. Sur la moitié droite du plancher de la bouche, tumeur de la grosseur d'un œuf de poule, faisant saillie dans la bouche et sous la mâchoire. Incision par M. le professeur Richet ; le contenu est une matière grisâtre, épaisse, formée de granulations graisseuses, de paillettes de cholestérine, de plaques épithéliales et d'un bouquet de poils.

Observation XIV

(Lievin et Falkson, *Deutsch. Zeitschrift für Chirurgie*, 1880, t. XIII, p. 391)
(Thèse de G. Pilon)

Kyste dermoïde d'origine branchiale

Une jeune fille de seize ans présente un kyste du cou qui a eu son point de départ dans une fente branchiale. Ce kyste présente la forme d'une bouteille. Masqué en partie par la branche montante du maxillaire inférieur, il s'étend du conduit auditif externe jusque près de la partie latérale du cartilage cricoïde. La tumeur fut extirpée et la guérison se fit par première intention.

Le contenu du kyste est formé d'une bouillie. L'examen microscopique fait par Baumgarten a démontré que la paroi de la partie dilatée du kyste était formée par du tissu conjonctif non recouvert d'épithélium et dont la surface interne était infiltrée d'éléments cellulaires, et recouvert par-ci par-là de petits amas de graisse renfermant quelques poils

La surface interne de la partie rétrécie présente une structure dermoïde complète.

Les auteurs ajoutent que, bien qu'on n'ait pas constaté de couches épithéliales à la surface interne du kyste, d'après la situation, la forme et la structure de la tumeur, ils concluent à un kyste branchial.

Observation XV

(RÉSUMÉE)

(Dommartin, service de M. le professeur Gross, *in* thèse de M. G. Pilon)

Mme X..., âgée de trente ans, jardinière, entre à l'hôpital le 3 mars

1883. D'un tempérament robuste, cette femme, mère de trois enfants, n'a jamais été malade et ne présente aucun antécédent morbide, ni héréditaire, ni personnel.

Elle n'a jamais eu aucune affection inflammatoire du côté de la face ; quelques dents malades seulement. Il y a une dizaine d'années, elle s'aperçut qu'elle avait une petite grosseur sous la mâchoire du côté gauche. Cette grosseur, dont elle avait ignoré l'existence jusqu'à cette époque, et qui ne l'avait gênée en aucune façon, augmenta peu à peu de volume et atteint, aujourd'hui, la grosseur d'une petite pomme.

Elle a la forme d'une ovoïde à grand diamètre parallèle au bord inférieur du maxillaire inférieur. Elle ne présente aucune bosselure ; elle est régulière, indolente, d'une consistance élastique, donnant la sensation d'une fausse fluctuation.

La peau qui la recouvre est saine et ne présente aucune dilatation veineuse ; aucune adhérence ; la tumeur semble située au-dessous de l'aponévrose ; elle est mobile sur les parties profondes. Ni tuméfaction, ni œdème périphérique. La tumeur ne fait pas saillie dans le plancher buccal. Dans la région carotidienne, le long des vaisseaux, on sent deux petits ganglions.

Jamais la malade n'a éprouvé aucun trouble fonctionnel, ni du côté de l'appareil digestif, ni du côté des appareils de la respiration et de la circulation. Une ponction exploratrice avec le trocart capillaire, faite le lendemain de l'entrée de la malade à l'hôpital, ne donne pas de liquide.

5 mars. — La malade étant endormie, M. Gross fait une incision linéaire de 5 à 6 centimètres dans la région sous-maxillaire et dans le sens du grand diamètre de la tumeur, intéressant la peau et le tissu cellulaire sous-cutané. La tumeur est mise facilement à découvert.

Sa paroi est très mince, et pendant qu'avec le manche du bistouri l'opérateur cherche à l'énucléer, elle se crève en deux endroits de sa face antérieure, et donne issue à une masse caséeuse blanchâtre. L'énucléation est facile. La plaie est lavée avec de l'eau phéniquée, puis réunie par cinq points de suture métallique. Un petit tube à drainage est introduit dans le foyer opératoire entre deux sutures.

Pansement légèrement compressif. Guérison le 15 mars.

Examen microscopique de la tumeur. La matière caséeuse contenue dans le kyste est formée par des cellules épithéliales et leur détritus caséeux. On ne découvre pas de poils. La paroi est blanche et très mince. Examinée de suite après l'opération, on constate à sa surface un épithélium pavimenteux stratifié.

Voici le résultat de l'examen de la membrane kystique fait après huit jours de séjour dans de l'acide chromique et dans l'alcool. On trouve successivement de dedans en dehors trois couches de cellules dont les plus internes sont aplaties, les moyennes arrondies ou polygonales, les plus externes ont une forme allongée. Plus en dehors, on distingue une couche de tissu conjonctif très lâche et très riche en vaisseaux plus ou moins gros. Au milieu de cette couche, on distingue bien nettement des cristaux de margarine. En un mot, structure analogue à celle de la peau.

Observation XVI

(LANNELONGUE et ACHARD)

Kyste dermoïde du cou succédant à la fermeture d'une fistule branchiale

D. Herminie, âgée de onze ans.

Cette enfant porte sur la partie latérale gauche du cou, près de la ligne médiane, au-dessous du cartilage thyroïde et reposant sur la partie latérale du cartilage cricoïde, une tumeur du volume d'une petite noisette. Cette tumeur présente en son centre un point semblable à la trace d'un follicule pileux. Elle est très mobile sur les parties profondes et la peau est aussi mobile au devant d'elle. En interrogeant la mère, on apprend que l'enfant est venue au monde avec une fistule congénitale qui s'est fermée et à laquelle a succédé une petite grosseur; celle-ci est restée stationnaire et a depuis augmenté peu à peu.

Par l'incision, il sort un liquide visqueux, couleur gelée de groseille ; j'excise la plus grande partie de la poche et je cautérise le fond au nitrate d'argent. Il est probable que le fond adhère au larynx, mais je ne puis m'en assurer. Trois semaines après, la plaie est cicatrisée. L'examen de la paroi démontre qu'elle a une structure cutanée; elle présente un derme pourvu de papilles aplaties et presque effacées en certains points, mais saillantes et normales en d'autres. L'épithélium est pavimenteux; il n'y a pas d'épithélium vibratile. Ce fait est doublement intéressant: 1° parce qu'il offre un exemple de kyste résultant de la fermeture d'une fistule branchiale ; 2° parce que l'on pouvait croire à l'existence d'un kyste qui se serait développé aux dépens d'un follicule pilo-sébacé s'ouvrant au point culminant de la tumeur.

Observation XVII

(Lannelongue et Achard)

Kyste canaliculé du cou

M. Gil., vingt-huit ans, porte au côté droit du cou, à 2 centimètres de la ligne médiane, immédiatement au-dessus du bord inférieur du cartilage thyroïde, une ouverture grosse comme une tête d'épingle sur une cicatrice provenant de l'incision d'une tumeur, à l'âge de cinq mois. La nourrice déclare avoir vu la grosseur dès la naissance. A cinq mois, J. Cloquet l'ouvrit, et depuis il est toujours resté une fistule qui tantôt se fermait, tantôt se rouvrait, et qui a résisté aux injections iodées. Le liquide qui s'en écoule est épais et ressemble au blanc d'œuf.

Un stylet introduit dans le trajet remonte jusqu'au bord supérieur du cartilage thyroïde et la paraît s'engager sous le bord inférieur de l'os hyoïde; il ne semble pas libre dans une cavité; en tous cas, il atteint le fond du trajet. Le trajet se dessine sous la peau comme un cordon.

Observation XVIII

(résumée)

(Pilliet, *Bulletin de la Société anatomique,* 10 mai 1889, p. 381)

(Service de M. le professeur Tillaux)

Kyste dermo-lymphoïde du cou

F., dix-huit ans. Entrée le 10 février 1883. État général, médiocre; strumeuse, assez faible, irrégulièrement réglée.

Trois mois avant, la malade s'est aperçue, à la région latérale droite du cou, d'une grosseur n'occasionnant ni gêne ni douleur.

A l'entrée à l'hôpital, la tumeur a le volume d'un œuf de pigeon, et est située au-dessous du maxillaire inférieur, entre le cartilage thyroïde et le bord antérieur du sterno-mastoïdien, qu'elle soulève. Elle est isolée du corps thyroïde et ne suit point les mouvements de déglutition. La tumeur est assez mobile, semble en partie réductible, parce que la pression l'engage sous le sterno-mastoïdien. La peau est normale. La dissection de la tumeur est assez délicate à cause de l'épaisseur des couches de tissu conjonctif. Adhérences marquées à la partie supérieure et au niveau du prolongement sous-mastoïdien. Le contenu ressemble à du pus bien lié, sans grumeaux caséeux. La poche est constituée par une membrane mince, fibreuse. A sa partie supérieure se trouve une petite tumeur qui présente l'aspect d'un ganglion dégénéré.

Guérison, huit jours après l'opération.

Examen histologique de la poche : trois couches :

Interne : épithélium pavimenteux stratifié.
Moyenne : véritable chorion.
Extrême : dermo-lymphoïde.

L'épithélium pavimenteux stratifié de la couche interne est à cellules plates à la surface, polygonales dans les plans profonds, petites, serrées. Pas de filaments d'union ni de couche de kératinisation.

En somme, épithélium semblable au revêtement d'une dermo-muqueuse, bouche, langue.

La chorion ne présente ni poils ni glandes sébacées, ni glandes sudoripares ; en quelques points, conduits à cellules cubiques qui sont émanés de l'épithélium et qui ressemblent à des conduits excréteurs salivaires. Un certain nombre de saillies en forme d'élevures ou de bosses lenticulaires, ce qui permet de décrire dans le chorion un plan superficiel ou papillaire, un plan profond ou dermique. La couche superficielle ou papillaire, au niveau des élevures, est bourrée d'éléments lymphoïdes qui viennent au contact de l'épithélium dans la membrane basale ; cette couche est fort mince et disparaît dans certains points sous l'abondance des cellules dermiques.

Le derme proprement dit, est composé de faisceaux ondulés, mêlés sans aucun ordre apparent, ce qui le distingue encore du derme cutané. Il est parcouru par de nombreux vaisseaux, tous entourés, même les lymphatiques, d'une épaisse couche de fibres lisses. Les artérioles sont dilatées, flexueuses, remplies de sang ; les gros troncs lymphatiques sont bourrés de leucocytes. Par places, ectasies capillaires.

Couche externe : follicules lymphoïdes avec substance centrale et substance corticale parfaitement nettes.

Observation XIX

(RÉSUMÉE)

Dr PEYROT, *Société anatomique*, 1889, 10 mai 1889

Kyste dermo-lymphoïde du cou

Kyste sous-maxillaire du côté gauche du cou, enlevé chez un homme de trente à trente-cinq ans.

Contenu : liquide crémeux.

Coque : face externe, doublée de masses blanchâtres assez volumineuses.

Face interne : parsemée de petites taches blanchâtres correspondant à des saillies papillaires infiltrées et des cellules lymphoïdes.

Examen histologique : couches : les mêmes que dans la pièce précédente ; le chorion renferme plus d'éléments lymphoïdes.

Dans ces deux observations le tissu lymphoïde est en rapport tellement intime avec le chorion et la masse épithéliale, qu'il y a là plus qu'une simple connexion. Dans les deux cas, il existait, il est vrai, des masses ganglionnaires assez volumineuses, paraissant accolées à la paroi kystique.

Cas identique. — Albarran. — *Arch. de Physiologie*, 1886, p. 132.

Considérations : Il paraît logique de rapporter ces kystes à une fente branchiale et de se servir de cette particularité pour fixer leur point de départ : langue, amygdale ou pharynx (pour ces deux observations) en raison de la structure de la muqueuse de ces organes qui est dermo-papillaire.

Observation XX

(LANNELONGUE et MÉNARD, *Affections congénitales*)

Kyste dermoïde de la région sus-hyoïdienne latérale

La nommée G. Lydia, âgée de onze ans et demi, entre le 18 janvier 1890 à l'hôpital Trousseau, salle Giraldès, n° 1.

Cette enfant présente dans la région sus-hyoïdienne du côté droit, une tumeur saillante du volume d'une grosse noix. On sent cette tumeur immédiatement au-dessous du maxillaire, à un travers de la ligne médiane. En bas, elle arrive au niveau de la partie moyenne du cartilage thyroïde. Elle soulève la peau en formant un relief sensible. Elle est sous-aponévrotique et s'enfonce dans le plancher de la bouche; cependant elle ne forme aucune saillie au-dessous de la langue ; mais le doigt la sent facilement par la bouche. Les parents se sont aperçus de la présence de cette tumeur dès la naissance de l'enfant. A l'examen elle paraît adhérente à l'os hyoïde. La tension et la surface unie de la tumeur font penser à un kyste dermoïde plutôt qu'à un lymphangiome.

Opération. — La tumeur est énucléée complètement. Elle est intramusculaire, adhérente par un petit pédicule fibreux à la partie latérale de l'os hyoïde.

La poche contient une petite quantité de liquide séreux, transparent, à peine un peu laiteux, et un magma blanc ressemblant à du riz cuit. La paroi est très mince ; son examen histologique y a fait reconnaître un derme avec des papilles et on a trouvé des poils dans le contenu sébacé.

Observation XXI

(RÉSUMÉE)

(LANNELONGUE et MENARD, *Affections congénitales*, 1891)

Kyste mixte, dermoïde et mucoïde, de la quatrième fente branchiale droite et fistule de la quatrième fente branchiale gauche.

La nommée Feldmann, fillette âgée de deux mois, est apportée à l'hôpital Trousseau comme malade externe, le 27 janvier 1890.

Elle offre, à la partie inférieure du cou, de chaque côté de la ligne médiane, deux lésions de même nature, symétriquement placées mais très différentes d'aspect. A droite, on voit une tumeur, du volume d'une petite noix, reposant sur la partie inférieure du sterno-mastoïdien, empiétant en dedans sur la région médiane ; en bas, cette tumeur descend un peu sur le thorax, recouvrant l'articulation sterno-claviculaire. En mobilisant la peau à sa surface, on découvre une espèce de petit nid valvulaire indiquant en ce point une adhérence de la peau à la paroi kystique; la pression fait sortir une gouttelette de liquide blanc par la fistule partant du kyste et s'ouvrant dans la dépression cutanée dont on vient de parler.

La tumeur est sous-aponévrotique, quoique très mobile. On sent derrière elle un cordon qui paraît la rattacher aux parties profondes, mais on ne peut le suivre.

L'issue du liquide par l'orifice fistuleux ainsi que la fluctuation indiquent qu'on a affaire à une collection qui ne peut être qu'un kyste.

A gauche de la ligne médiane on voit un très petit orifice, qu'un léger suintement rend plus apparent de temps en temps. Cet orifice occupe un siège symétrique relativement à la fistule qui occupe la surface de la tumeur du côté droit. On le rend plus visible en soulevant la peau entre les deux doigts ; il se forme alors une dépression à son niveau. La peau est adhérente aux parties profondes, à l'aponévrose et au bord interne du sterno-mastoïdien, mais on ne sent pas de cordon.

Les deux orifices droit et gauche sont placés à un demi-centimètre au-dessus de l'articulation sterno-claviculaire, mais un peu plus en dehors, sur le bord interne du tendon du sterno-mastoïdien. L'intervalle qui les sépare est d'environ trois centimètres. Ils sont à égale distance de la ligne médiane.

La fistule du côté gauche est trop étroite pour qu'on puisse l'explorer avec un stylet. La tumeur du côté droit n'est autre qu'un kyste dermoïde ; comme elle augmente de volume assez rapidement, on en conseille l'extirpation....

Examen histologique. — La paroi du kyste est tapissée d'épiderme avec stratum granulosum et stratum lucidum ; mais on ne constate pas de filaments d'union. La surface du chorion, presque lisse, présente seulement quelques rudiments de papilles. Le chorion est infiltré d'éléments embryonnaires très abondants.

Le prolongement caniculé est tapissé d'un épithélium cylindrique vibratile à cellules très allongées. En quelques points il y a plusieurs rangs de cellules. Le chorion est infiltré de nombreux éléments embryonnaires. En dehors de lui est un tissu fibreux riche en fibres élastiques.

5

Observation XXII

(LANNELONGUE et MÉNARD, *Affections congénitales*, 1891)

Kyste de la quatrième fente branchiale à gauche. — Fistule de la quatrième fente
à droite.

B... J..., garçon âgé de onze mois, est amené l'hôpital Trousseau
le 14 mai 1890.

Aucun antécédent héréditaire; aucune difformité congénitale dans
la famille. La grossesse a été sans accident.

L'enfant porte sur le côté gauche du cou, en avant du muscle sterno-
mastoïdien une petite tumeur oblongue mesurant environ cinq ou six
centimètres de longueur, qui avait au moment de la naissance, le
volume d'une petite noisette ; elle a grossi progressivement ; on peut
la comparer maintenant à une noix. Au centre de la surface, on aperçoit une petite tache plus foncée que la peau voisine, se déprimant,
quand on soulève la peau, et dessinant alors un petit godet adhérent
au kyste.

A droite de la ligne médiane du cou, on observe un petit trou cir-
culaire placé en regard de la tache de la tumeur, par où il s'écoule
un peu de liquide clair de temps en temps.

Au-dessus de la tumeur et au-dessus de la fistule, on sent, à travers
la peau, un petit cordon vertical qui s'élève vers le larynx et se perd
profondément.

Ablation du kyste. Incision le long du bord antérieur du sterno-
mastoïdien. La tumeur est disséquée toute entière, et son pédicule
qui est plein est incisé à un centimètre au-dessus.

L'examen histologique démontre qu'on a affaire à une paroi dermoïde.

Observation XXIII

(M. le professeur BROCA, *in* Thèse de Mlle SULICKA)

Kyste congénital du cou

G... (Léontine), vingt-deux ans , entrée à l'hôpital au mois de
décembre 1893.

Début, il y a trois ans ; accroissement progressif de la tumeur, qui
reste stationnaire depuis un an.

Antécédent personnels et héréditaires nuls.

Actuellement, il existe à la région mastoïdienne supérieure et sous-maxillaire droite une tumeur assez arrondie, quoique allongée parallèlement au bord inférieur de la mâchoire, grosse comme une orange.

La tumeur est bien régulière, unilobulée, uniformément fluctuante, mobile sous la peau et sur les parties profondes, donnant la consistance d'une tumeur flasque.

Aucun changement de coloration de la peau. Aucun épanchement. État général parfait. Aucune influence sur la menstruation. Indolence.

Le 25 décembre 1893, incision de 7 centimètres sur le grand axe de la tumeur, sous le peaucier et l'aponévrose, en arrière, sur une poche qu'il est assez facile de séparer des plans artificiels qui la recouvrent. En disséquant dans la profondeur la poche se crève. Issue d'un liquide huileux, gras, ressemblant à du bouillon trouble. On arrive sur la jugulaire interne et la bifurcation de la carotide, section et ligature d'une veinule arrivant à la jugulaire. Enucléation de la poche tout entière qui n'arrive pas au squelette. Suture et pansement. Huit jours après, ablation des fils. Réunion par première intention parfaite. Revue le 11 janvier 1894, la plaie est entièrement cicatrisée, la malade rentre dans son pays.

A l'examen histologique, fait par M. le Dr Achard, les parois et la structure d'une muqueuse dermoïde sans glandes ni papilles. L'épithélium est pavimenteux stratifié, les cellules profondes sont cylindriques ; puis viennent des cellules polyédriques sans filaments d'union, enfin à la surface des cellules aplaties, lamelleuses, qui se détachent avec la plus grande facilité. Le contenu du kyste renferme des débris épithéliaux en abondance.

Examiné au point de vue microbiologique, le liquide du kyste s'est montré stérile.

Observation XXIV
(RÉSUMÉE)
(M. H. MORESTIN, Société anatomique. — Séance du 14 octobre 1898)
Kyste dermoïde latéral du plancher de la bouche

D... P..., vingt-trois ans, grand, robuste. Opéré pendant son service à Compiègne de deux grosseurs ; le major lui avait fait une

incision au plancher buccal, puis plus tard une autre dans la région
sus-hyoïdienne. D. P., n'ayant pas guéri, fut réformé.

La région sous-maxillaire gauche est considérablement déformée
par une tumeur qui occupe cette région tout entière ; s'étendant
depuis la mâchoire jusqu'à l'os hyoïde et à la ligne médiane, et d'autre
part depuis le voisinage du menton jusque derrière l'angle de la ma-
choire au bord antérieur du sterno-mastoïdien. La tumeur est du volume d'une mandarine, à sa surface la peau présente une cicatrice
étoilée, irrégulière, trace de l'opération faite à Compiègne. A la limite
des régions carotidienne et parotidienne existe la cicatrice d'un abcès
de la première jeunesse. Partout ailleurs la peau est souple et lisse.
Simplement soulevée, non distendue par la tumeur, elle présente sa
coloration et sa mobilité habituelles. En palpant la région sous maxillaire, on est immédiatement frappé par la sensation d'extrême mollesse
que l'on perçoit. Le contenu paraît liquide et fuit sous la pression des
doigts, ce serait une poche peu tendue qui s'étale et s'efface ; on pourrait même croire que la masse se réduit. Cette consistance est partout
uniforme. La langue est refoulée en arrière et à droite par une masse
volumineuse qui émerge du plancher buccal, en soulevant la muqueuse.
La langue est comme tordue sur elle-même et sa face dorsale est
tournée à droite.

La tumeur qui fait saillie dans la bouche est grosse comme un œuf
et s'étend en avant jusqu'aux incisives, en arrière jusqu'au pilier
antérieur du voile.

La muqueuse soulevée a conservé à peu près sa coloration normale.
Elle présente une cicatrice transversale due à l'intervention pratiquée
par la bouche il y a cinq mois et dont l'insuccès avait déterminé le mé
decin traitant à inciser sous la mâchoire. La langue est refoulée, mais
non immobilisée. Elle exécute tous ses mouvements, mais d'une manière anormale, en s'adaptant aux conditions que lui crée la présence
dans la bouche de cette masse considérable. Elle peut être portée au
delà des incisives et sa pointe faire saillie hors de la bouche.

La tumeur intra-buccale comme celle qui occupe la région sous-
maxillaire, paraît, au premier abord, réductible à la pression. Ce
n'est toutefois qu'une apparence. En réalité il n'y pas réduction, mais
étalement et refoulement. Quand on appuie sur la tumeur intra-buccale
on voit la tumeur sous-maxillaire se gonfler et se tendre. La récipro-
que est vraie et par la pression sur la saillie sous-maxillaire on voit la

masse intra-buccale augmenter de volume. Cependant la fluctuation ne se transmet pas avec netteté d'une poche à l'autre. La mastication est peu gênée. La voix est sourde et l'articulation des linguales défectueuse. Le malade n'éprouve jamais aucune douleur. Les orifices des deux canaux de Warthon sont visibles avec netteté. Ils laissent écouler de la salive en abondance, quand on frotte doucement la muqueuse aux environs avec un petit tampon. On peut sans difficulté en faire le cathétérisme avec un crin de Florence.

Je pensais qu'il s'agissait d'une grenouillette sus-hyoïdienne, tout en faisant des réserves pour un kyste dermoïde.

L'opération, pratiquée le 16 septembre, m'apporte à cet égard une désillusion en me montrant qu'il s'agissait d'un kyste dermoïde.

Je choisis la voie cutanée... Pour faciliter l'extraction du kyste, je l'ouvre et je le vide. Le doute n'est plus permis. Après un liquide clair et des filaments d'un blanc jaunâtre il sort de la poche une sorte de pommade ou de beurre jaune, dans lequel on trouve de rares cheveux.

A l'examen histologique, fait par M. Petit, chef du laboratoire de M. Le Dentu, la paroi est constituée par un derme et un épiderme. Cet épiderme présentant une couche profonde comparable au corps de Malpighi, un *stratum granulosum* et une couche épaisse de cellules lamellaires et cornées. Le magma butyreux qui remplissait le kyste était formé par ces cellules devenues libres et agglomérées entre elles. Dans l'épaisseur de la paroi on voyait un grand nombre de très belles glandes sébacées et quelques follicules pileux, constatation intéressante car ces poils et glandes manquent très souvent dans les dermoïdes du plancher de la bouche. Par contre il n'y avait pas de papilles.

Le liquide étudié au microscope n'a montré que des débris cellulaires et des cristaux d'acides gras. Chimiquement, il présentait cette particularité de contenir du sulfocyanure de potassium. Ce fait peut s'expliquer comme suit: pendant plusieurs semaines le kyste a été mis en communication large avec la bouche, et la salive s'introduisait librement dans la poche devenue ainsi une annexe de la cavité buccale. Puis le kyste s'est refermé, et il n'y a rien d'étonnant que quelques éléments de la salive soient demeurés emprisonnés dans sa cavité. Sans doute, ils se seraient modifiés et auraient disparu à la longue, mais l'époque des précédentes interventions est encore toute récente.

Étant donné que ce kyste était resté longtemps ouvert dans la bouche, milieu où vivent normalement de nombreux germes, on aurait dû

5*

rencontrer dans cette poche des microorganismes. Mais, contrairement à notre attente, le contenu du kyste était stérile, comme celui des dermoïdes qui sont restés complètement clos.

Observation XXV

(LEMOINE et CIVEL, *Bull. de la Société anatomique*, 1899, p. 92)

Kyste dermoïde congénital du cou par inclusion fœtale probable

La nommée Marguerite Th..., âgée de cinq ans, vient le 29 avril 1898 à la consultation de l'hôpital civil de Brest. Elle présentait sur la partie moyenne du cou, un peu à gauche de la ligne médiane, au niveau du cartilage thyroïde, un orifice fistuleux par où s'écoulait constamment une très petite quantité de liquide purulent, mais le plus souvent constitué par une substance muco-purulent ou même par des mucosités claires et épaisses.

Le début de ces accidents remontait à un an, après la naissance de l'enfant. A cette époque, la mère avait remarqué au niveau du cou la présence d'une grosseur qu'elle comparait à une petite glande. Mais l'orifice fistuleux ne s'est effectué qu'il y a dix-huit mois (à l'âge de trois ans et demi). Du reste le trajet s'est produit sans que l'enfant ait jamais ressenti la moindre douleur.

Au moment où M. Th. se présente à l'hôpital, on sent sur les côtés du larynx un cordon épais, peu mobile, se perdant dans la profondeur du cou.

Le stylet, introduit par l'orifice fistuleux, s'enfonce profondément dans le trajet.

La malade fut opérée le 30 août 1898, par M. Civel. L'orifice fistuleux fut disséqué ainsi que le trajet.

Celui-ci remontait sur le côté gauche du larynx vers l'os hyoïde et la base de la langue ; mais il a été impossible de préciser le point d'insertion sur les parties profondes. Le trajet enlevé, mesurait 5 à 6 centimètres. Les suites de l'opération furent simples ; l'enfant était guérie quelques jours après.

Examen histologique du trajet. — La pièce fut fixée dans la liqueur de Muller et incluse dans la celloïdine. Coloration par l'éosine et l'hématoxyline ou l'hématoxyline seule. Les coupes faites à différents niveaux se présentent toutes avec le même caractère.

Avec un faible grossissement sur les coupes colorées à l'hématoxyline le trajet est bordé par une mince couche sans morphologie apparente et qui n'a pas pris la matière colorante. A sa partie profonde les cellules commencent à apparaître sous la forme d'une couche bleuâtre.

Cette deuxième couche cellulaire assez épaisse est limitée en dehors par une série de papilles juxtaposées, plus ou moins volumineuses et tranchant nettement, par leur aspect, sur les parties avoisinantes. Au-dessous de cette couche papillaire, le corps du trajet est représenté par une série de faisceaux fibreux à direction perpendiculaire à son grand axe et très faiblement colorés. Dans leur épaisseur, on aperçoit la coupe de corps arrondis, plus ou moins volumineux, ayant avidement pris l'hématoxyline, et qui paraissent appartenir à des glandes. La coupe est limitée par quelques fibres musculaires qui ont été intéressées dans la dissection de la pièce.

Avec un plus fort grossissement, surtout sur les couches colorées à l'éosine et l'hématoxyline, les différents détails se précisent ; la mince membrane superficielle est constituée par des cellules aplaties, disposées parallèlement à leur grand axe. Au-dessous se voient des cellules analogues à celles du corps muqueux de Malpighi, parfois interrompues par des coupes obliques de papilles. Ces dernières sont constituées sur le type des papilles de la peau et l'on y voit parfois monter des capillaires. Le corps du trajet est représenté par une trame fibreuse adulte avec une très petite proportion de cellules conjonctives. Il est parcouru par un certain nombre de vaisseaux de divers calibres, par des glandes facilement reconnaissables à leurs culs-de-sac, tantôt peletonnés, tantôt coupés obliquement et donnant l'aspect de glandes sudoripares et par des amas de cellules graisseuses qui en représentent les limites sur la plus grande partie du pourtour. On y rencontre encore des amas de cellules tassées les unes contre les autres, et qui, à fort grossissement, se montrent formées d'un gros noyau fortement coloré, entouré d'une mince gaine de protoplasma. Cette figure est située dans une loge dont les parois sont formées par des cellules aplaties, allongées, disposées sur 2 ou 3 couches.

L'amas de cellules est séparé de cette paroi par un espace clair. Ces figures se rencontrent sur certaines coupes, surtout dans la couche avoisinant les papilles, et représentent peut-être la coupe oblique des amas de cellules superficielles s'enfonçant dans la profondeur de la trame fibreuse.

En somme, nous nous trouvons en présence d'un trajet fistuleux représentant le reliquat d'un kyste dermoïde : les caractères histologiques primordiaux qui caractérisent cette espèce de production se rencontrent dans notre cas.

La tumeur présente la structure fondamentale du tégument externe dont elle dérive certainement.

BIBLIOGRAPHIE

ALBARRAN. — Bulletin de la Société anatomique, 1885.

ANGER (Th.). Bulletin et Mémoires de la Société de chirurgie, 1881, vol. VII, p. 476.

AUCHÉ et CHAVANNAS. — Archives cliniques de Bordeaux, janv. 1888.

BALBIANI. — Cours d'embryologie comparée du Collège de France (De la génération des Vertébrés, 1879).

BARBÈS. — Thèse de Paris, 1879.

BAUMGARTEN. — Arch. f. Klin Chir., 1877.

BERTHERAND. — Thèse de Strasbourg, 1845.

BIDDER. — Zur Casuistik und Behandlung der tiefen atheromcysten der Halses, 1876, t. XX.

BLUCHEZ. — Bulletin de la Société anatomique, 1856, p. 286.

BOUCHER. - Etude sur les kystes congénitaux du cou (Th. de Paris, 1868).

BROCA. — Traité des tumeurs, t. II.

— Vices de développement de la face et du cou (*In* Duplay et Reclus, t. V).

BUCHANAM. — Glasgow medical journal 1882.

BUSCARLET. — Des fistules branchiales (Rev. méd. de la Suisse romande, 1893, t. XIII).

CAMPENON. - Des kystes congénitaux du cou et de leur traitement (Thèse de Paris, 1876).

CAYE. — Thèse de Paris, 1892.

CHEMIN. — Thèse de Bordeaux, 1895.

CUSSET. — Thèse de Paris, 1877.

DEBIERRE. — Manuel d'embryologie humaine et comparée.

DEBOUT. — Des kystes congénitaux du cou (Bull. gén. de Thérapeutique, 1856, t. II).

DEMANS. — Société de médecine et de chirurgie (Bordeaux, 1885).

DEMOULINS. — Thèse de Paris, 1866.

DESPRÈS. — Gazette des hôpitaux, 1888, p. 393.

Duplay (S.). — Des fistules congénitales du cou (Archives générales de médecine. Paris, 1875, t. I).

Duplay et Reclus. — Article sur les vices de développement de la face et du cou, t. V.

Dupuytren. — Gazette des hôpitaux, 1831.

Esmarch. - Zur Behandlung der tiefen atheromeysten der halses Langenbeck's (Arch. f. klin. Chir, 1876, t. XIX).

Falkson et Lievin. — Deutsch Zeitschrift. f chir. 1880. Bd XIII S. 391.

Fano. — Union médicale, 1861, t. I, p. 122.

Faure. — Thèse Lyon, 1893.

Fauvel. — Thèse Paris, 1886.

Gass. — Essai sur les fistules branchiales (Thèse de Strasbourg, 1867).

Gegy Mackheim. — De l'inclusion fœtale (Thèse Paris, 1872).

Saint-Hilaire (Geoffroy). — Histoire des anomalies.

Marchant (Girard). — Société anat., 1881. Soc. de chir. 1886.

Gilis (Paul). Précis d'embyologie.

Gilles (J.). — Archives générales de Médecine, 1853, t. I.

Giraldès. — Gazette des hôpitaux, 1860, p. 13.

Guérin. --Kystes congénitaux du cou (Th. Paris, 1873.

Gueterbock. — Arch. f. klin. Chir., 1872. Bd XX. S. 985.

Hawkins. - Congenital tumour of the neck (Med. Chirurg transact).

Heurteaux. — N. dict. de méd. et de chir. pratiques (Art. Kystes).

Heusinger. - Halskie men fisteln (Arch. f. pathanatund phys, 1864, t. XXXIII).

Hiss. — Archives d'anatomie et de physiologie.

Hulke. — Medical Times, 1862, vol. II, p. 628.

Jeanbrau. — Du tissu lymphoïde dans les kystes dermoïdes du cou (Société anatomique, juin 1900).

Kolliker. — Traité d'embryologie, 1880.

Kirmisson. — Traité des affections congénitales.

Laloy. — Archives générales de Méd., 1839, vol V, p. 269.

Langenbeck. — Bertrage zur chirurgischen (Pathologie des Venen. Arch. f. klin Chir., 1861).

Lannelongue et Achard. — Traité des kystes congénitaux, 1886.

Lannelongue et Menard. — Affections congénitales. Paris, 1891.

Larrey. — Bulletin de la Société de chirurgie, 1852.

Lebert — Des kystes dermoïdes et de l'hétérotopie plastique en général (Mém. Société de biologie, 1852, p. 203).

Le Dentu et Delbet. — Traité de chirurgie.

Legroux. — Bulletin de la Société anatomique, 1867, p. 10.

Lorrain. — Kystes congénitaux du cou (Soc. biologie, 1854).

Malherbe (de Nantes). — Bulletin de la Soc. de chir., 1885.

Martin. — Thèse Paris, 1895.

Masse. — Gazette médicale de Bordeaux, 1885.

Massoni (B.). — Thèse de Montpellier, 1897.

Morris (H.). — Medical Times and Gazette, 1884, vol. I, p. 43.

Moussaud. — Des inclusions fœtales (Thèse Paris, 1861).

Nicaise. — Bulletin de la Société de chirurgie, 1881.

Padieu. — France médicale, 1874, n° 32, p. 249.

Paquet. — Archives générales de médecine, 1867, vol. II, p. 27.

Pilon (G.). — Des kystes dermoïdes du cou (Thèse Nancy, 1882).

Quain. – Encysted tumour of the neck (Medical Times, 1850, vol. XXI, p. 295).

Quénu. — In Duplay et Reclus, t. I.

Reverdin et Mayor. — Revue médicale de la Suisse romande, 1888, p. 162.

Rolland. — Thèse de Montpellier, 1894.

Roux de Brignolles. — Kystes du cou, 1855.

Schede (Max). — Archives de Langenbeck, 1872, t. XIV.

Sedillot. — Union médicale, 1860, t. IV, p. 491.

Sulicka (Mlle) — Kystes et affections du cou (Thèse Paris, 1893).

Sutton (J. Bl.). — Transactions of the pathol. Soc. of London, 1887, vol. XXVIII, p. 387.

Testut. — Traité d'anatomie (Article embryologie, t. III).

Tillaux. — Gazette des Hôpitaux, 1855, p. 569.

Tourneux. — Précis d'embryologie.

Verneuil. — Archives générales de médecine, 1855, t. IV.

Vialleton. — Embryologie (In Testut, Traité anatomie).

Virlet. — Kystes congénitaux du cou (Thèse de Paris, 1854).

Virchow. — Hals kiemen filsteln (Arc. f. path anat. und phys. 1864.).

Voillemier. — Des kystes du cou (Thèse de concours, Paris, 1851).

Wernher. — Die angebomen kyste hygrome Gienen, 1843).

SERMENT

En présence des Maîtres de cette Ecole, de mes chers condisciples et devant l'effigie d'Hippocrate, je promets et je jure, au nom de l'Être suprême, d'être fidèle aux lois de l'honneur et de la probité dans l'exercice de la médecine. Je donnerai mes soins gratuits à l'indigent, et n'exigerai jamais un salaire au-dessus de mon travail. Admis dans l'intérieur des maisons, mes yeux ne verront pas ce qui s'y passe, ma langue taira les secrets qui me seront confiés, et mon état ne servira pas à corrompre les mœurs ni à favoriser le crime. Respectueux et reconnaissant envers mes Maîtres, je rendrai à leurs enfants l'instruction que j'ai reçu de leurs pères.

Que les hommes m'accordent leur estime, si je suis fidèle à mes promesses! Que je sois couvert d'opprobre et méprisé de mes confrères, si j'y manque!

www.ingramcontent.com/pod-product-compliance
Lightning Source LLC
Chambersburg PA
CBHW071243200326
41521CB00009B/1600